Cocina vegetariana en restauración. HOTR0016

Antonio Caro Sánchez-Lafuente

ic editorial

Cocina vegetariana en restauración. HOTR0016
© Antonio Caro Sánchez-Lafuente

1ª Edición

© IC Editorial, 2025

Editado por: IC Editorial
c/ Cueva de Viera, 2, Local 3
Centro Negocios CADI
29200 Antequera (Málaga)
Teléfono: 952 70 60 04
Fax: 952 84 55 03
Correo electrónico: iceditorial@iceditorial.com
Internet: www.iceditorial.com

ISBN: 978-84-1184-636-3
Depósito Legal: MA 344-2025

Impresión: PODiPrint
Impreso en Andalucía – España

Nota de la editorial: IC Editorial pertenece a Innovación y Cualificación S. L.

Especialidad formativa

Se entiende por especialidad formativa la agrupación de contenidos, competencias profesionales y especificaciones técnicas que responde a un conjunto de actividades de trabajo enmarcadas en una fase del proceso de producción y con funciones afines.

Las especialidades formativas de Uso General, Formación Complementaria, Formación Modular y las especialidades formativas dirigidas a la obtención de certificados de profesionalidad se incluyen en el Fichero de Especialidades del Servicio Público de Empleo Estatal para su gestión en todo el territorio nacional por cualquier Administración competente.

Las especialidades complementarias, pertenecen todas a la Familia profesional de Formación Complementaria (FCO) y tienen la consideración de formación transversal en áreas que se consideran prioritarias tanto en el marco de la Estrategia Europea para el Empleo y del Sistema Nacional de Empleo como en las directrices establecidas por la Unión Europea. Se consideran áreas prioritarias las relativas a tecnologías de la información y la comunicación, la prevención de riesgos laborales, la sensibilización en medio ambiente, la promoción de la igualdad, la orientación profesional y aquellas otras que se establezcan por la Administración competente.

Las especialidades de Certificado de profesionalidad tienen una duración especificada en su normativa reguladora.

En el resultado de la búsqueda, se muestran las unidades de competencia, todos los módulos formativos con su duración y las unidades formativas del certificado correspondiente, con su duración. Las horas del certificado, exclusivo de las especialidades de certificado de profesionalidad, con alta igual o superior a 2008, son las horas totales más las horas del módulo de Prácticas Profesionales no Laborales.

➲ **Si la especialidad tiene unidades formativas,** las horas totales, presencial, distancia, teleformación serán igual a la suma de esas horas de las unidades formativas de los distintos módulos, sin que se repita ninguna Unidad formativa.

- ➲ **Si la especialidad no tiene unidades formativas,** las horas totales, presencial, distancia, teleformación serán igual a las sumas de esas horas de los módulos formativos, eliminando las horas de los módulos repetidos.

https://sede.sepe.gob.es/especialidadesformativas/RXBuscadorEFRED/BusquedaEspecialidades.do

(Fuente: Servicio Público de Empleo Estatal)

Índice

OBJETIVOS GENERALES

Los objetivos generales del **HOTR0016. Cocina vegetariana en restauración,** son los siguientes:

- ⮞ Diseñar y confeccionar menús y otras ofertas gastronómicas propias de la cocina vegetariana y nutricionalmente equilibrados.
- ⮞ Explicar los fundamentos de la cocina vegetariana.
- ⮞ Presentar las propiedades nutricionales, características organolépticas, estacionalidad, calidad y tratamientos necesarios para la comercialización de hortalizas, verduras, legumbres, cereales y semillas, así como de otros alimentos (tofu, algas, soja, kéfir, etc.).
- ⮞ Presentar las técnicas de cocción y conservación de asociadas a las hortalizas, verduras y legumbres.
- ⮞ Describir elaboraciones culinarias a base de hortalizas, verduras y legumbres.

Caracterización de la cocina vegetariana en restauración

Contenido

Objetivos

El objetivo general de esta Unidad de Aprendizaje es:

→ Explicar los fundamentos de la cocina vegetariana.

Los objetivos específicos de esta Unidad de Aprendizaje son:

→ Enunciar los principios de la cocina vegetariana.

→ Explicar la evolución de la cocina vegetariana.

→ Enumerar los tipos de cocina vegetariana.

1. Introducción

La oferta de restauración se relaciona con el sector servicios y, por tanto, su éxito, aceptación y hegemonía sobre otros establecimientos estará determinado por la adaptación y seguimiento de un concepto gastronómico acertado, pudiéndose relacionar de forma directa con la imposición de pautas concretas asociadas al uso de ingredientes específicos (cocina vegana, vegetariana, macrobiótica...), en base a una localización, cultura y/o religión (cocina mediterránea, cocina nórdica, cocina *kosher...*) o incluso en base a tipos de cocina adaptadas al colectivo al que se dirige (niños, adultos, tercera edad). Tampoco hay que olvidar las exigencias culinarias o gastronómicas asociadas al seguimiento de dietas o modas, corrientes que pueden derivar, en definitiva, hacia el seguimiento de un tipo de cocina específica.

Por tanto, en base a los alimentos seleccionados, tipo de técnicas utilizadas en el tratamiento y transformación de los alimentos, así como la exclusión o imposición de parámetros específicos para el servicio, es posible una clasificación gastronómica. Existen multitud de tipos con peculiaridades propias como, por ejemplo, el caso que nos ataja: la cocina vegetariana.

A continuación, se presentarán las pautas de la cocina vegetaría, describiendo sus orígenes y evolución, así como posibles peculiaridades a nivel europeo. Para todo ello, nos apoyaremos en los acontecimientos surgidos en la cadena de restauración Veggie's restaurant.

2. Conceptos básicos

 HILO CONDUCTOR

La cadena Veggie's restaurant basa su oferta gastronómica en el empleo de vegetales. No obstante, no descarta el uso de ingredientes como el huevo, el queso o la miel; productos que pese a ser aceptados por muchos vegetarianos, no son consumidos por aquellos que siguen una dieta vegana. Otros clientes se autodenominan ovovegetarianos, así como otros, que apostando por el consumo principal de verduras, también aceptan el consumo de pescado, siendo en este caso reconocidos bajo términos como semivegetarianos.

En la actualidad coexisten multitud de tipos de cocina u ofertas gastronómicas, unas con propósitos nutricionales específicos y otras con pretensiones referidas a modas culinarias o el seguimiento de nuevos hábitos asociados a la globalización (inclusión de nuevas culturas o costumbres relacionadas con los procesos migratorios, así como una mayor accesibilidad a fuentes de información).

El concepto de **cocina vegetariana** puede ser definido como una pauta alimenticia alternativa, ya que se trata del seguimiento de una alimentación en la que se prescinde de algún alimento o grupo de alimentos.

Esta definición, aunque válida, puede no recoger el conjunto de posibles alternativas gastronómicas que en la actualidad se siguen. Es necesario incluir en este concepto las pautas alternativas basadas en la exclusión o uso de técnicas específicas de transformación o cocinado, siendo un ejemplo la denominada *cocina o dieta crudívora,* en la que los alimentos son consumidos sin cocinar, no procesados, e incluso en ocasiones solo consumir alimentos denominados *orgánicos,* es decir, que en su producción no se hayan utilizado plaguicidas, fertilizantes o cualquier otro producto químico.

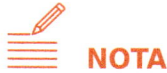

NOTA

La exclusión de algunos vegetales, así como técnicas de cocinado o transformación, facilita la descripción de otros conceptos, como son frutívoro, crudívoro, ovovegetariano, lactovegetariano..., todos ellos reconocidos como tipos de cocina vegetariana y, por tanto, descritos a lo largo de este material.

A fin de complementar la descripción de cocina vegetariana, es necesario destacar que la formulación de esta opción gastronómica indica en su formulación el consumo preferente de alimentos de origen vegetal, excluyendo en mayor o menor grado alimentos de origen animal. La popularidad y seguimiento de este tipo de pautas alimentarias hace necesario presentar las indicaciones de una entidad oficial, siendo en este caso las establecidas por la Asociación Americana de Dietética (ADA), que declara lo siguiente:

> *[...] tanto las prácticas alimentarias vegetarianas como veganas adecuadamente planificadas son saludables, nutricionalmente adecuadas, pudiendo proporcionar beneficios para la salud en la prevención y tratamiento de ciertas enfermedades.*

Su correcto seguimiento y planificación las hacen apropiadas para todas las etapas de la vida, incluido el embarazo y la lactancia, la niñez y la adolescencia, así como para los atletas.

Otro concepto muy seguido y utilizado en la actualidad es *veggie*. En realidad es la traducción del término *verduras* a idioma inglés. Esto se asocia a la globalidad y se utilizada para identificar unas pautas alimentarias similares a la comida vegetariana estricta, ya que indica una cocina basada en el uso de vegetales, descartando el uso de todo tipo de productos de procedencia animal.

 IMPORTANTE

Los términos *cocina vegetariana* y *cocina veggie* se asocian a pautas alimentarias sanas, lo que es aprovechado como reclamo. Bajo esta denominación no siempre se incluyen productos adecuados. Como ejemplo, bajo estas denominaciones es posible encontrar productos procesados y ultraprocesados.

3. Orígenes y evolución de la cocina vegetariana

☞ **HILO CONDUCTOR**

La cadena de restauración Veggie's restaurant cuenta con más de 150 establecimientos. Su desarrollo se asocia con la aceptación de su oferta gastronómica, en la que a la calidad de sus productos se suma la apuesta por ingredientes de cercanía y de producción ecológica, cumpliendo con algunas de las bases de implantación de este tipo de cocina (ética, salud y sostenibilidad).

Datar el origen de la cocina vegetariana es complejo; no obstante, textos asociados a pensadores como Leonardo da Vinci, Platón o Pitágoras permiten indicar que los orígenes de la cocina vegetariana se remontan al mismo momento en el que los consumidores tienen conciencia ética en torno al sacrificio y explotación animal, la importancia de la sostenibilidad medioambiental, así como la búsqueda de mejoras en su salud.

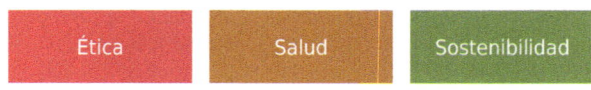

Pilares del desarrollo de la cocina vegetariana

La revisión de literatura asociada a este término relaciona su surgimiento y empleo al año 1847, año en el que se funda la asociación vegetariana The Vegetarian Society of the United Kingdom. En España, no es hasta el año 2002 cuando se toma conciencia de este término, teniendo un desarrollo importante a partir del año 2006.

Es necesario destacar que bajo el término vegetariano existen distintas prácticas alimentarias, en las que se observa que, no en todos los casos, el vegetarianismo se identifica con la eliminación de la carne entre sus alimentos; además, en la práctica de este tipo de cocina también está muy extendido la aceptación del consumo de huevos, leche y derivados de estos, además de cualquier tipo de vegetal. Esto hace necesario, establecer una terminología específica, por lo que *grosso modo* y como se describirá a lo largo de este contenido.

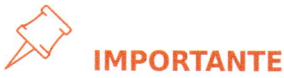

IMPORTANTE

En la descripción de este contenido, el término *vegetariano* se identifica con el no consumo de carne o pescado, dejando el término vegetariano estricto para aquellos usuarios que solo incluyen en su alimentación productos de origen vegetal.

- -

La evolución de la cocina vegetariana toma especial relevancia una vez que publicaciones científicas avalan que una dieta vegetariana estricta bien formulada, cubre las necesidades nutricionales de un individuo sano. A partir de ahí, la aceptación del vegetarianismo como pauta de vida ha transcendido en las pautas de consumo, reconociéndose bajo el término *vegano* la implantación de una alimentación basada en el consumo estricto de verduras, complementado por un estilo de vida fundamentado en el respeto a los animales y al medio ambiente. Es decir, bajo el concepto *vegano* se identifica a una persona que evita el uso de cualquier producto de origen animal (prendas de vestir elaboradas con lana, cuero..., cosméticos o productos farmacéuticos elaborados con animales) y al mismo tiempo persigue que sus actos tengan el menor impacto en el medioambiente (uso de productos vegetales de cercanía, evita productos procesados y productos envasados, apuesta por el uso de combustibles y energías renovables...).

NOTA

Organizaciones como la *European Vegetarian Unión* (UVE) define la cocina vegana como:

- Comida que no es de origen animal. En su fabricación, preparación o tratamiento, no incluye: ni ingredientes, ni procesados de origen animal.

En los últimos años, la implicación de estamentos gubernamentales, así como el desarrollo de nuevas innovaciones técnicas y científicas, junto con el desarrollo de la industria alimentaria en favor del ofrecimiento de alimentos respetuosos con el medio ambiente, han propiciado un mayor seguimiento y adopción de este tipo de alimentación, ya que, son muchos los alimentos, que teniendo una base vegetal, presentan unas características nutricionales y organolépticas atribuibles a productos de origen animal, lo que hace que sin apenas esfuerzo, el consumidor adopte este tipo de productos alimentarios.

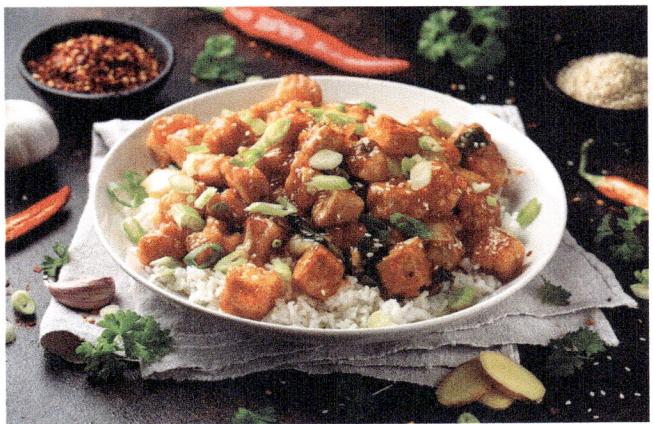

El tofu es uno de los productos utilizados en el desarrollo de nuevos ingredientes que, con base vegetal, recuerdan a productos de procedencia animal como la carne o el pescado.

La apuesta por iniciativas y pautas de alimentación vegetariana se ve a la vez potenciada por la creación y seguimiento de estrategias como NAOS, desarrollada por la Agencia Española de Seguridad Alimentaria y Nutrición (AESAN), y apoyada por organismos como la FAO y EFSA, NAOS apuesta por una alimentación saludable, teniendo como fundamento de estudio la evidencia científica en todos los ámbitos y con todos los sectores de la sociedad:

- **NAOS.** La estrategia NAOS pone de manifiesto en sus recomendaciones dietéticas la importancia de una dieta saludable y sostenible, dos conceptos directamente relacionados con el seguimiento de una cocina vegetariana estricta. De hecho, la estrategia NAOS indica un patrón dietético nutricionalmente equilibrado, con un consumo alto de hortalizas, frutas, cereales integrales, frutos secos y legumbres, así como un consumo mínimo de alimentos de origen animal, productos ricos en azúcar o sal. A su vez, hacer uso de aceites vegetales insaturados.
- **FAO.** Es una organización de las Naciones Unidas para la Alimentación y la Agricultura. Su descripción apuesta por patrones dietéticos basados en alimentos de origen vegetal poco procesados, en los que las tradiciones y cultura propias de una región se vean reflejadas. Cabe destacar el uso de productos obtenidos a partir de técnicas respetuosas con el medioambiente y obtenidos de fuentes justas para todos los integrantes de la cadena alimentaria.
- **EFSA.** Es la Agencia Europea de Seguridad Alimentaria. Su desarrollo y estrategia nutricional (expuesta en sus guías alimentarias) apuesta por el consumo de vegetales orgánicos, teniendo un control exhaustivo en torno al uso de productos fitosanitarios, el uso de cultivos modificados genéticamente, el empleo de aditivos en piensos, etc.

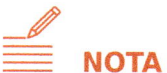 **NOTA**

Otro organismo relacionado con la exposición de estrategias nutricionales y dietéticas es a nivel mundial la DGA (Dietary Guidelines for Americans), en la que sus pautas dietéticas apuestan por el consumo de vegetales en general como base de la dieta, permitiendo por su diversidad los aportes nutricionales asociados a una alimentación adecuada.

Por tanto, y en definitiva, la evolución de la cocina vegetariana refleja una cada vez mayor aceptación social, no solo por la apuesta hacia una alimentación más saludable, sino también por una mayor concienciación por el bienestar animal y el respeto hacia el medio ambiente (sostenibilidad ambiental).

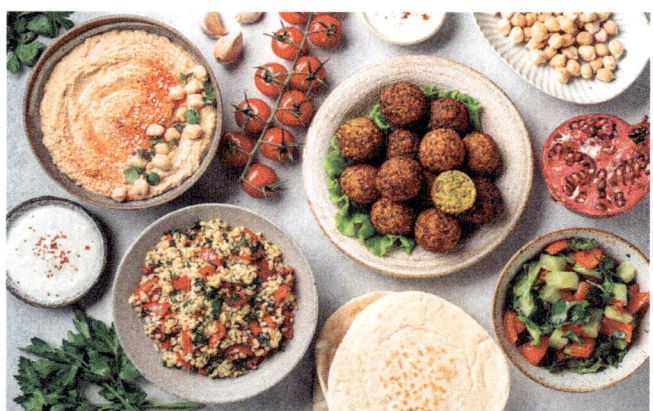

En la actualidad, la inclusión de nuevos productos y técnicas, así como la globalización, hacen que la cocina vegetariana sea una apuesta cada vez más frecuente en la alimentación de la ciudadanía.

 SABÍAS QUE...

Algunos estudios indican que una persona vegana requiere de hasta un 90 % menos de energía para el desarrollo de su alimentación, lo que se traduce no solo en el seguimiento y apuesta por una alimentación saludable, sino también en un menor impacto ambiental. Un ejemplo de este principio se refleja en las necesidades que se tienen en comparativa para obtener un kilo de carne o de cereal. Así, en el caso de la carne animal, se requieren al menos 15 kg de cereal, 20.000 l de agua y unos 8,3 l de combustible; en cambio, para el cereal, bastará con el uso de 100 l de agua, siendo representativo el uso de abono y combustible.

4. Cocina vegetariana en Europa

 HILO CONDUCTOR

La cadena Veggie's restaurant se expande y para ello ha decidido comenzar con dos nuevos restaurantes, uno de ellos en Berlín y otro en Hamburgo, dado que diversas encuestas indican que son dos de las ciudades con mayor aceptación a nivel europeo de este tipo de comida.

La evolución positiva del consumo de productos con base vegetal, así como la reducción en el consumo de carne, vaticina que la cocina vegetariana va a estar cada vez más presente como opción alimentaria del ciudadano europeo. De hecho, diversos estudios, en Europa, basados en buscadores de internet, evidencian la cada vez mayor búsqueda de este tipo de oferta culinaria como opción alimentaria. A su vez, el número de establecimientos de este tipo (vegetarianos, veganos...) crece a diario, lo que evidencia dicha aceptación, pudiendo destacar la ciudad de Berlín en la que aparece un mayor número de establecimientos de este tipo en porcentaje al número de habitantes.

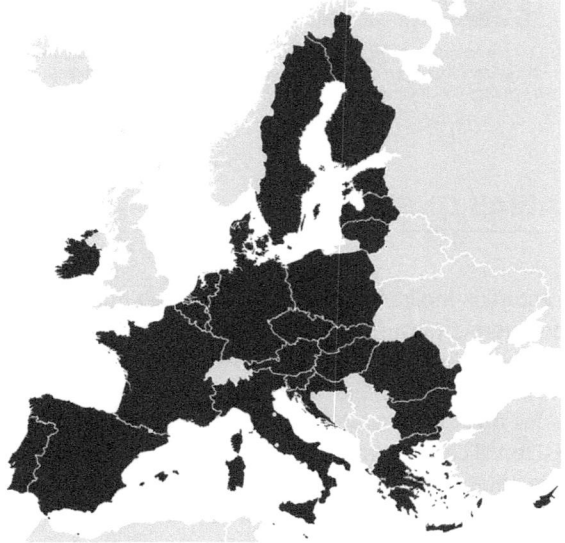

Tradicionalmente, la cocina europea ha integrado ingredientes de origen cárnico en sus elaboraciones. Por ello, la aceptación de una cocina vegetariana o vegana requiere de una gran motivación. No ocurre así en países de origen indio, en los que culturalmente el consumo prioritario de verduras es una realidad.

Como ya se ha indicado, la publicación de evidencias científicas a favor del seguimiento de una comida basada en productos vegetales, así como el avance cultural hacia el respeto animal y el cuidado medioambiental, hacen que el seguimiento de una alimentación vegana- vegetariana adquiera mayor interés, más aún con la nueva apuesta de la industria alimentaria, que facilita productos sustitutivos de la carne de gran valor nutricional y con características excepcionales. A su vez, no hay que olvidar que la globalización cultural, la disposición de alimentos de distintas procedencias y el desarrollo comunicativo entre culturas hacen que aparezcan en el recetario europeo elaboraciones de otras latitudes y culturas.

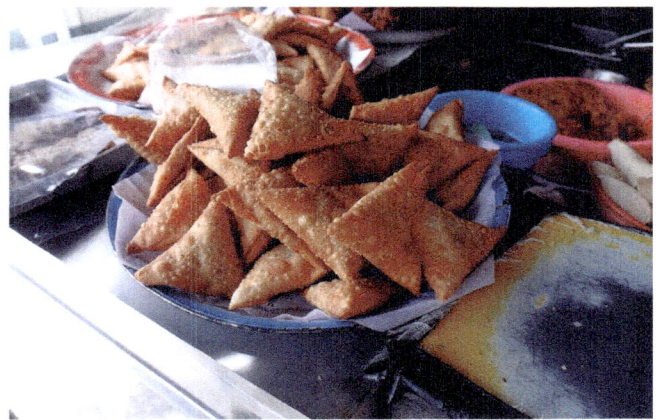

Las samosas de verduras son una elaboración de origen hindú, aunque presente hoy en día en la dieta del ciudadano europeo.

En Europa, tanto instituciones políticas como civiles hacen ver la importancia del seguimiento de este tipo de alimentación. No obstante, es destacable la influencia que tiene la industria alimentaria al respecto. Se pueden ofrecer datos concretos según diversos estudios, como por ejemplo:

- **Consumo de proteína de origen vegetal.** Se observa que las ventas de productos con base vegetal aumentan en los dos últimos años hasta en un 49 %. A nivel europeo, todos los países muestran crecimiento, destacando con cifras más altas Alemania, que prácticamente dobla su crecimiento en dos años.
- **Estilo de vida dietético actual.** Aunque de forma generalizada la opción dietética mayoritaria a nivel europeo es omnívora, es importante dar a conocer alguno de los datos comparativos frente a otras opciones, observándose como la opción flexitariana representa un importante porcentaje.

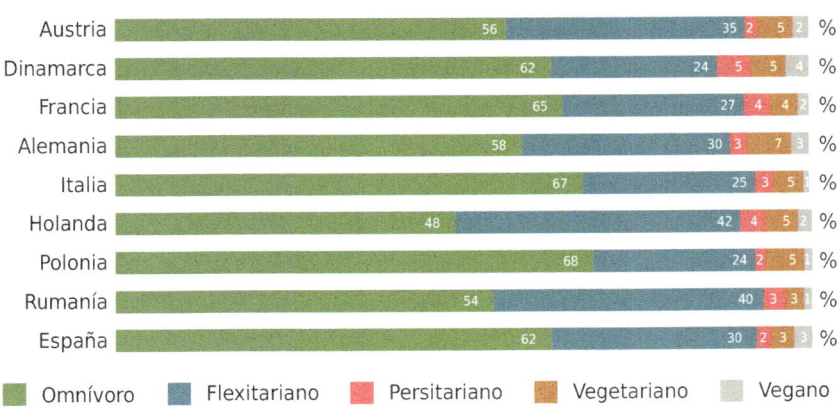

⊃ **Probabilidad de comer carne de origen vegetal frente a carne de origen animal.** En Europa, casi el 40 % de todos los consumidores tienen más pretensión de comer carne de origen vegetal que de origen animal. Dichos porcentajes se reflejan en la siguiente gráfica:

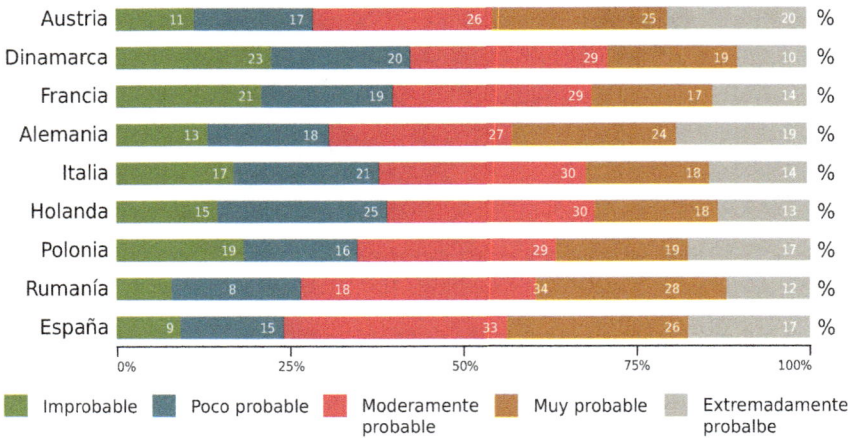

Se estima que para el 2035 el consumo de proteínas de origen vegetal represente el 11 % del total.

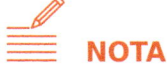 **NOTA**

Estos parámetros de estudio, facilitados por la European Vegetarian Union, permiten observar la cada vez mayor aceptación de pautas alimentarias con base vegetal, lo que a su vez minimiza los costes de producción, repercutiendo positivamente en el precio final, lo que generará una mayor aceptación, normalizando estos productos frente a los tradicionales de origen animal.

5. Tipos de cocina vegetariana

☞ **HILO CONDUCTOR**

La cadena Veggie's restaurant basa su oferta gastronómica en el empleo de vegetales. No obstante, no descarta el uso de ingredientes como el huevo, el queso o la miel, productos que, pese a ser aceptados por muchos vegetarianos, no son consumidos por aquellos que siguen una dieta vegana. Otros clientes se autodenominan flexitarianos. Otros apuestan por el consumo principal de verduras y también aceptan el consumo de pescado. En este caso reconocidos bajo términos como semivegetarianos.

Bajo el concepto *cocina vegetariana* existen distintas pautas, así como una clasificación que, aunque no tiene reconocimiento oficial, las características y patrones que exponen en su implantación y seguimiento permiten diferenciar entre:

- **Cocina vegetariana estricta.** En la actualidad denominada como vegana, incluye de forma exclusiva alimentos de origen vegetal, sin excepciones de ningún tipo. En algunos casos, incluso se produce el rechazo de productos obtenidos por el hombre a partir de los animales como puede ser la miel, el cuero o pieles, e incluso, vegetales cultivados con técnicas no ecológicas.
- **Cocina vegetariana crudívora.** Este tipo de cocina utiliza de forma estricta vegetales crudos, es decir, vegetales que no han sido sometidos a cocinado y, por tanto, excluye alimentos como las legumbres, el pan o la pasta.
- **Cocina vegetariana frugívora.** Considerándose el concepto de cocina vegetariana estricta, se suma el hecho de consumir solo frutos de temporada, generalmente sin procesar. También incluye el consumo de productos vegetales que no dañan la planta en su recolección o son el fruto de esta.
- **Cocina ovovegetariana.** Tipo de cocina en la que al consumo de vegetales se le suma el consumo de huevos. Sigue sin admitirse el consumo de carne, pescados o lácteos.
- **Cocina lactovegetariana.** Cocina vegetariana en la que se admite el consumo de lácteos y derivados lácteos, no incluyendo el uso de huevos o carnes.
- **Cocina ovolactovegetariana.** Cocina vegetariana en la que se admite el consumo de huevos, leche y sus derivados.

➲ **Cocina semivegetariana o flexitariana.** Modalidad de cocina en la que se admite de forma esporádica o excepcional el uso de productos animales como pescado, carne, huevos o lácteos. No obstante, su desarrollo utiliza de forma principal productos de origen vegetal.

Otro término relacionado con la cocina vegetariana es el término *vegano*. No obstante, esta palabra es utilizada como sinónimo de *vegetariano estricto*, lo que no es aceptado por muchos autores, ya que, bajo el término *vegano* se quiere dar a entender que, además de llevar a cabo una dieta basada en el consumo de vegetales, también se trata de un posicionamiento ético y de estilo de vida singular en la que se deben cumplir con las siguientes premisas:

➲ **Comida.** Uso exclusivo de verduras, hortalizas y frutas, legumbres, cereales, frutos secos y semillas. Evita alimentos que incluyan de forma directa o indirecta productos de origen animal (carne, pescado, huevos, leche, miel...). Apuesta por productos mínimamente procesados.
➲ **Procedencia alimentos.** Apuesta por aquellos alimentos que tengan un menor impacto ambiental, es decir, productos de cercanía y de temporada. De esta forma se contribuye a reducir las emisiones de gases de efecto y la huella de carbono.
➲ **Hábitos.** Evita el uso de elementos con procedencia animal en prendas de vestir, calzado o útiles, siendo ejemplo el cuero o la lana, pudiendo ser sustituidos por fibras vegetales. El reciclado, así como el uso de medios de transporte sostenibles son un hábito que implantar.

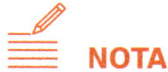 **NOTA**

Otras modalidades de cocina asociados al seguimiento de dietas basadas en el consumo de vegetales, pero que admiten distintos alimentos, son:

- Pescitarianos: permiten el consumo de pescados.
- Avitarianos: permiten el consumo de aves.

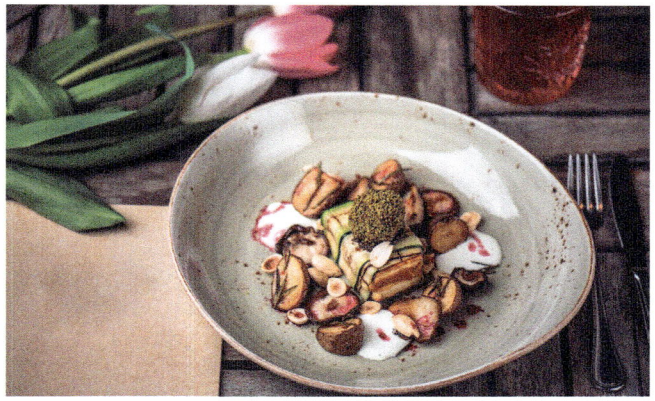

Siempre que se apueste por una cocina vegetariana correctamente formulada, el aporte energético y nutricional de una persona sana estará cubierto.

APLICACIÓN PRÁCTICA

María debe hacer frente a la planificación de un menú semanal a fin de cubrir la visita de un grupo de individuos vegetarianos, en concreto crudívoros.

¿Cuál de los siguientes principios deben ser seguidos por María para cubrir con las especificidades de este tipo de cocina?

- **Se basa en una cocina vegetariana estricta, en la que se eliminan las frutas tropicales.**
- **El pan servido es de semilla de arroz para evitar el contenido en gluten.**
- **Todos los productos servidos son vegetales, no aplicándole ningún tipo de tratamiento de cocinado, es decir, se trata del consumo estricto de vegetales no sometidos a cocinado.**
- **Entre la oferta incluye la elaboración de carpachos de carnes, pescados y mariscos.**
- **Las legumbres son eliminadas del menú debido a sus necesidades de cocinado previo.**

Solución

Dadas las exigencias de la comida vegetariana crudívora, todos los productos que servir serán de origen vegetal y, además, no mostrarán ningún tratamiento

Continúa en página siguiente >>

[23]

<< Viene de página anterior

de cocinado; es decir, serán servidos crudos, por ello, la imposibilidad del servicio de legumbres.

El resto de las indicaciones no son correctas, debido a que:

- La cocina vegetariana estricta no indica restricciones en base al uso de frutas tropicales. No obstante, en algunos casos es posible el rechazo de vegetales y frutas obtenidas con técnicas de cultivo no ecológico.
- El pan no puede ser consumido por este colectivo, dado que requiere de cocinado para su elaboración.
- Pese a que el servicio de carpachos no requiere de cocinado, el uso de carnes y pescados queda restringido para este tipo de cocina.

 ## ACTIVIDAD COMPLEMENTARIA

1. Existe una gran diversidad de terminología asociada a los tipos de cocina vegetariana, todos ellos fundamentados en la inclusión de más o menos variedad de ingredientes, es decir, según su flexibilidad.

   Lleva a cabo una búsqueda sobre distintas clasificaciones, indicando los ingredientes que incluye o las especificidades que recoge para su seguimiento.

 ## TAREA 1

En Veggie´s restaurant se ofrece un menú vegetariano estricto; no obstante, los postres incluyen elementos como huevo o leche, aunque por el tratamiento dado en su elaboración no se aprecian estos elementos, por lo que no se indican.

Como nuevo responsable del establecimiento, ¿admites dicha conducta como correcta?

En caso negativo, justifica tu respuesta y expón la denominación correcta que se ha de utilizar.

6. Resumen

La cocina vegetariana se define como una pauta alimenticia alternativa, ya que en su seguimiento prescinde de algún alimento o grupo de alimentos. En concreto, en este caso se trata de una cocina en la que los alimentos de origen vegetal serán preferentes, excluyendo en mayor o menor grado alimentos de origen animal.

La evolución de la cocina vegetariana ha ido evolucionando en todas sus facetas. Datar el origen de este tipo de cocina o movimiento es complejo; no obstante, pensadores como Platón, Pitágoras o incluso el mismísimo Leonardo da Vinci ya la citaban en sus escritos, destacando su importancia en torno a conceptos:

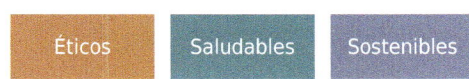

En la actualidad, la cocina vegetariana toma especial relevancia una vez que publicaciones científicas han avalado que una dieta vegetariana estricta bien formulada cubre las necesidades nutricionales de un individuo sano.

Dentro del seguimiento de este tipo de cocina, existen distintas pautas, que se asocian a la aceptación según el consumo de unos u otros ingredientes, así como incluso pautas o estilos de vida. De entre las más significativas es posible diferenciar las siguientes:

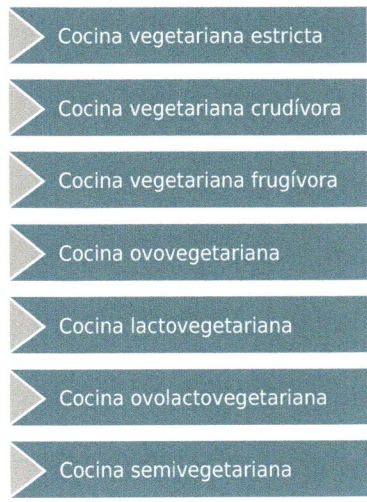

Finalmente, recuerda que a las distintas modalidades de cocina vegetariana se le suma el seguimiento de conceptos como *vegano* y *veggie,* en los que, además del seguimiento de unas pautas alimentarias específicas, se tienen presentes aspectos relacionados con la ética, la salud y la sostenibilidad.

Ejercicios de autoevaluación
Unidad de Aprendizaje 1

1. La cocina vegetariana se fundamenta en...

   a. ... la eliminación de todo ingrediente procesado.
   b. ... un bajo aporte calórico.
   c. ... el seguimiento de una pauta alimenticia alternativa, ya que prescinde de algún alimento o grupo de alimentos.
   d. ... los mismos principios que la dieta *kosher,* siendo el origen de esta pauta alimentaria.

2. Los alimentos denominados orgánicos hacen referencia a:

   a. Alimentos de origen vegetal que no han sido sometidos a tratamiento térmico
   b. Alimento vegetal obtenido sin empleo de plaguicidas, fertilizantes o cualquier otro producto químico
   c. Alimentos obtenidos mediante técnicas de cultivo hidropónico
   d. Alimentos de primera y segunda gama

3. Identifica cuál de los siguientes conceptos se relacionan con los distintos conceptos asociados a la cocina vegetariana.

   a. Vegetariano frutívoro
   b. Vegetariano crudívoro
   c. Ovovegetariano
   d. Todas las opciones son correctas.

4. Una dieta vegetariana...

   a. ... siempre debe estar complementada por ingredientes de origen animal.
   b. ... correctamente formulada es saludable, aportando beneficios para la salud en torno a la prevención y el tratamiento de ciertas enfermedades.
   c. ... no debe ser impuesta durante la adolescencia, ni periodos de embarazo.
   d. ... excluye el uso de legumbres dado las necesidades de conservación de este producto.

5. En la actualidad, bajo el concepto *veggie* queda representado...

    a. ... todo individuo que elimina de su alimentación los productos de origen vegetal.

    b. ... todo consumidor de procedencia británica.

    c. ... el seguimiento de unas pautas alimentarias similares a las implantadas para la cocina vegetariana estricta.

    d. ... el consumo de alimentos sin procesar.

6. ¿En qué año el término *vegetariano* toma especial importancia en España?

    a. A partir de 1980

    b. Desde el año 1847 en adelante

    c. En el año 2015

    d. A partir del año 2006

7. ¿Cuál de las siguientes recomendaciones se relacionan con la estrategia NAOS?

    a. Pone de manifiesto la importancia del seguimiento de un patrón dietético nutricionalmente equilibrado con un consumo alto de hortalizas, frutas, cereales integrales...

    b. Indica como necesaria la adición de grasas animales para obtener una dieta rica en vitaminas del tipo B.

    c. Elimina el uso de los aditivos, en la formulación y proceso de elaboraciones culinarias.

    d. Establece como recomendable el consumo de frutas de origen tropical.

8. ¿Cuál de los siguientes ingredientes pueden ser utilizados para una cocina lactovegetariana?

    a. Productos lácteos y derivados lácteos

    b. Huevos y ovoproductos

    c. Pescado y marisco

    d. Vegetales y carnes obtenidas sin uso de productos fitosanitarios

9. **¿Cómo se denomina el tipo de cocina que permite el uso esporádico o excepcional de productos como el pescado, la carne, el huevo o los lácteos?**

    a. Cocina ovovegetariana
    b. Cocina semivegetariana o flexitariana
    c. Cocina lactovegetariana
    d. Cocina vegana

10. **¿Qué tipo de cocina vegetariana no admite las legumbres entre sus ingredientes?**

    a. La cocina vegetariana crudívora
    b. La cocina vegetariana frugívora
    c. La cocina vegetariana estricta
    d. La cocina vegana

Unidad de aprendizaje 2

Conocimiento de las propiedades nutricionales de los alimentos para lograr menús equilibrados

Contenido

1. Introducción
2. Definición de hortalizas, verduras y legumbres: conceptos. Clasificación según su especie y variedad.
3. Propiedades nutritivas. Factores organolépticos que determinan su calidad. Estacionalidad
4. Cultivos en invernaderos y cultivos ecológicos. Las hortalizas en miniatura *(babys)*. Brotes y germinados
5. Presentación comercial según sus tratamientos (liofilizadas, congeladas, conservadas al natural, etc.). La cuarta gama
6. Identificación de los cereales: mijo, quinoa
7. Descripción de las legumbres
8. Descripción de las semillas
9. Otros alimentos naturales y su tratamiento en el restaurante: tofu, algas, soja, seitán, *tempeh*, yogur, kéfir...
10. Resumen

Objetivos

El objetivo general de esta Unidad de Aprendizaje es:

→ Presentar las propiedades nutricionales, características organolépticas, estacionalidad, calidad y tratamientos necesarios para la comercialización de hortalizas, verduras, legumbres, cereales y semillas, así como de otros alimentos (tofu, algas, soja, kéfir, etc.).

Los objetivos específicos de esta Unidad de Aprendizaje son:

→ Enumerar hortalizas, verduras y legumbres.

→ Determinar los aportes nutricionales en distintas hortalizas, verduras y legumbres.

→ Describir brotes y germinados.

→ Analizar los cultivos de invernadero y los cultivos ecológicos.

→ Enunciar los tratamientos de conservación para la comercialización de hortalizas, verduras y legumbres.

→ Dar a conocer las características organolépticas y nutricionales de cereales y productos como el mijo, la quinoa, las semillas de chía, el tofu, el *tempeh,* el seitán o la soja.

→ Dominar tipos y características organolépticas de las legumbres.

1. Introducción

Una alimentación basada en vegetales es posible dada la diversidad de productos de origen hortofrutícola existente. Por ello la importancia de profundizar en sus distintas clasificaciones, presentar sus propiedades nutritivas o incluso estacionalidad, factores organolépticos que determinan su calidad.

La calidad de un producto vegetal, así como sus características físicas y organolépticas, se relacionan con el tipo de cultivo empleado. Los productos ofrecidos al respecto son las hortalizas en miniatura, los brotes y los germinados. A su vez, el tratamiento requerido para su comercialización también imprime características propias. Un ejemplo de esto son los productos liofilizados.

Ofrecer una cocina vegetariana de calidad requiere identificar a los cereales, las legumbres y las semillas, así como otros alimentos naturales, como son el tofu, la soja, las algas, el seitán o el kéfir, elementos todos ellos clasificados y descritos a continuación, para lo que se seguirán exponiendo los acontecimientos surgidos en la cadena de restauración Veggie's restaurant.

2. Definición de hortalizas, verduras y legumbres: conceptos. Clasificación según su especie y variedad

☞ HILO CONDUCTOR

En la oferta gastronómica de la cadena de restauración Veggie's restaurant, las legumbres tienen un especial protagonismo, en potajes y ensaladas; no obstante, para cubrir las necesidades de algunos de nuestros clientes denominados crudívoros, este producto es sustituido por otras verduras u hortalizas, siendo muy habitual el uso de verduras de hoja como la espinaca, el uso de verduras de fruto como las berenjenas o el pimiento.

El uso de los términos *hortaliza, verdura* y *legumbre* no siempre se lleva a cabo de forma correcta, existe mucha controversia entre distintos autores. No obstante, basándonos en las descripciones aportadas por organizaciones gubernamentales, asociaciones y/o entidades como AESAN, FAO, EFSA o incluso el Código Alimentario Español (CAE), se indica como definición, en cada caso, las siguientes:

⊃ **Hortaliza.** Porción comestible de las plantas. No incluye sus frutas. Incluye los bulbos, las flores, las hojas, las raíces, los tallos, los tubérculos, los rizomas y los brotes, así como las hortalizas con frutos de algunas plantas anuales, como los pepinos, los pimientos dulces, los tomates y las setas.

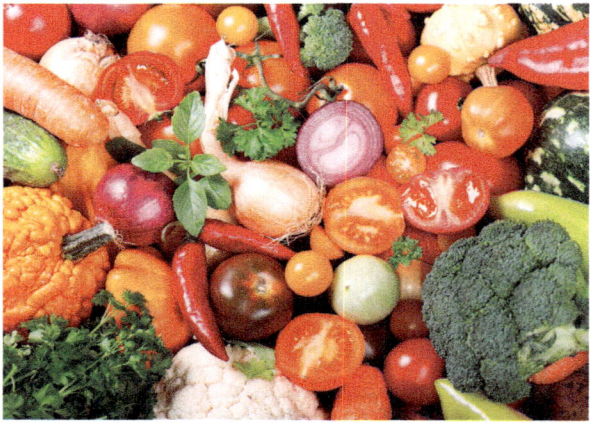

La definición de hortaliza no incluye a las frutas.

⊃ **Verdura.** Hortalizas en las que la parte comestible está constituida por sus órganos verdes (hojas, tallos, inflorescencias). Por tanto, todas las verduras también son hortalizas.

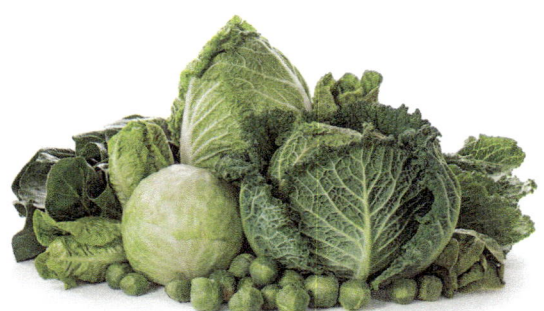

Son ejemplos de verduras las espinacas, las lechugas, los repollos, las coles de Bruselas, etc.

➲ **Legumbre.** Fruto o semilla seca, limpia, sana y separada de la vaina, procedente de plantas de la familia *Leguminosae*.

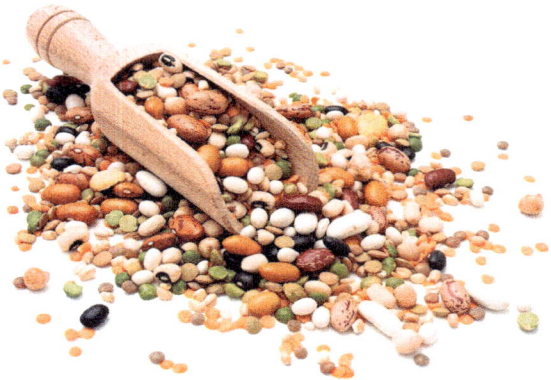

Recuerda que la denominación de legumbre hace referencia al grano de la vaina.

2.1. Clasificación según su especie y variedad

Para conocer las hortalizas (bajo este concepto se describen también las verduras) y legumbres, establecer una clasificación según la especie y variedad es lo más usual, ya que no solo permite conocer los distintos nombres asociados a sus características, sino que a su vez posibilita su agrupación, lo que facilita el manejo en torno a posibles usos, descripción de características, propiedades, necesidades de conservación, elaboración, etc.

Hortalizas y verduras

La presentación de las hortalizas atiende a multitud de criterios. Alguno de los más usuales son los referidos a la especie y variedad. No obstante, dicha clasificación puede ser complementada dependiendo de su temporalidad, calidad organoléptica, nutritiva o comercial, presentación en el mercado o incluso en torno a las necesidades de preelaboración.

En este caso, centrando la clasificación según especies, es decir, el conjunto de elementos semejantes entre sí, siendo su procedencia o parte comestible uno de ellos, se diferencian las siguientes:

⊃ **Frutos.** Se distinguen, como ejemplo, las siguientes especies:

- Berenjena
- Maíz dulce
- Pimiento dulce
- Pimiento picante

⊃ **Bulbos.** Se distinguen, como ejemplo, las siguientes especies:

- Ajo
- Cebolla
- Puerro
- Cebolleta
- Chalota

⊃ **Coles.** Se distinguen, como ejemplo, las siguientes especies:

- Berza
- Brócoli
- Coliflor
- Col de Bruselas
- Lombarda
- Repollo

⊃ **Hojas y tallos tiernos.** Se distinguen, como ejemplo, las siguientes especies:

- Acedera
- Acelga
- Berro
- Borraja
- Endivia
- Escarola
- Espinaca
- Lechuga

⊃ **Inflorescencia.** Se distinguen, como ejemplo, la alcachofa.
⊃ **Legumbres verdes.** Se distinguen, como ejemplo, las siguientes especies:

- Guisante
- Haba
- Judía
- Tirabeque

➲ **Pepónides.** Se distinguen, como ejemplo, las siguientes especies:

- ◑ Calabacín
- ◑ Calabaza
- ◑ Pepino
- ◑ Calabaza de cidra

➲ **Raíces.** Se distinguen, como ejemplo, las siguientes especies:

- ◑ Achicoria
- ◑ Colinabo
- ◑ Chirivía
- ◑ Nabo
- ◑ Zanahoria
- ◑ Salsifi

➲ **Tallos jóvenes.** Se distinguen, como ejemplo, las siguientes especies:

- ◑ Apio
- ◑ Espárrago de huerta
- ◑ Espárrago triguero

➲ **Tubérculos.** Se distinguen, como ejemplo, las siguientes especies:

- ◑ Patata
- ◑ Boniato o batata
- ◑ Chufa

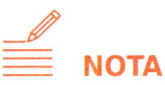

NOTA

Se incluyen en esta clasificación los tubérculos por la importancia que supone su uso en la alimentación y la cocina vegetariana.

Legumbres

Es necesario especificar que, de forma generalizada, al indicar legumbres se hace referencia a las legumbres secas. La clasificación ofrecida por el

Código Alimentario Español indica como especies más significativas las siguientes:

- **Judía.** Se diferencian, como tipos, las siguientes:

  - Judía blanca común
  - Judía escarlata
  - Judía de Lima
  - Judía carilla

- **Lenteja.** Se diferencian, como tipos, las siguientes:

  - Lenteja rubia castellana
  - Lenteja reina
  - Lenteja rubia de Armuña
  - Lenteja pardina

- **Garbanzo.** Se diferencian, como tipos, los siguientes:

  - Garbanzo blanco lechoso
  - Garbanzo castellano
  - Garbanzo venoso andaluz
  - Garbanzo chamad

- **Otras legumbres.** Otros de los alimentos denominados como legumbres son:

  - Guisante y haba seca
  - Altramuz (blanco, amarillo y azul)
  - Soja
  - Cacahuete
  - Garrofa
  - Algarroba

3. Propiedades nutritivas. Factores organolépticos que determinan su calidad. Estacionalidad

☞ HILO CONDUCTOR

La oferta gastronómica de la cadena de restauración Veggie's restaurant se actualiza cada temporada. Así, en los meses invernales se apuesta por guisos a base de legumbres secas y coles, que tienen un importante aporte proteico. En cambio, en los meses estivales las ensaladas y los platos frescos son los protagonistas. Las hortalizas de hojas y tallos tiernos son las más elegidas.

Conocer las características y propiedades de las hortalizas, verduras y legumbres, los factores organolépticos que determinan la calidad de cada uno de ellos, así como su estacionalidad, son factores determinantes para la aplicación de unas pautas correctas de transformación, elaboración o conservación de los alimentos.

Dominar estos principios facilita el uso e integración de las distintas hortalizas, verduras y legumbres, tanto en el recetario de elaboración de este tipo de cocina (cocina vegetariana), como de cualquier otro tipo, destacando, en todo caso, la importancia en torno a las necesidades de absorción de nutrientes asociada a la combinación de dos o más productos vegetales.

3.1. Sustancias orgánicas e inorgánicas que forman parte de las hortalizas, verduras y legumbres

Las hortalizas, verduras y legumbres presentan unas propiedades nutritivas excepcionales. Son ricas en hidratos de carbono, polisacáridos, vitaminas y fibra (soluble e insoluble). A su vez, algunas de ellas son un elemento proteico y graso muy importante (leguminosas en general), así como una fuente importante de agua (entre un 75 y 95 % de su composición). De forma detallada cabe destacar:

- ⊃ **Vitaminas.** El aporte de vitamina A en forma de caroteno está presente en productos como el tomate, la zanahoria, la espinaca y la col lombarda. La vitamina C es protagonista en productos como el pimiento, la col de Bruselas o la coliflor. El ácido fólico, en vegetales de hoja verde.

Finalmente, los productos vegetales también son fuente de vitaminas del grupo B, como B1, B2 y B6.

La cocción modifica (minimiza) la proporción de vitaminas en los vegetales, por lo que hay que apostar por el uso de vegetales sin tratamientos de cocción.

➲ **Minerales y oligoelementos.** Los vegetales son fuente importante de minerales y oligoelementos, como:

    ◕ **Calcio.** En verduras como el berro, la acelga, el pepino o la espinaca.
    ◕ **Potasio.** En verduras como la alcachofa o la remolacha.
    ◕ **Magnesio y hierro.** En verduras como las espinacas, la col, le lechuga, la alcachofa o el rábano.

Y otros, como son el **yodo, selenio, cobre, sodio, manganeso y cinc, entre otros.**

➲ **Fibra.** Diferencia entre fibras solubles, mayoritariamente asociadas a verduras y legumbres, como zanahoria, brócoli, salvado de avena y legumbres en general. En torno a las fibras insolubles destacan su presencia en productos como el salvado de trigo, los cereales integrales y las legumbres.

Aproximadamente la fibra está presente en verduras y hortalizas en un 30 %.

➲ **Ácidos grasos.** Se diferencia entre ácidos grasos saturados, ácidos grasos monoinsaturados y ácidos grasos poliinsaturados:

    ◕ Los **ácidos grasos saturados** (se deben evitar) son de origen animal, a excepción del aceite de coco y de palma.
    ◕ Entre los **ácidos grasos monoinsaturados,** presentes en vegetales y legumbres principalmente, destaca el ácido oleico, presente en el aceite de oliva (se debe apostar por el aceite de oliva virgen y virgen extra). El aguacate y las aceitunas también son fuente de este tipo de ácido graso.
    ◕ Los **ácidos grasos poliinsaturados** están presentes en los vegetales en general. Son imprescindibles, dado que no se sintetizan en el organismo. Destaca el ácido graso poliinsaturado omega 6, con presencia fundamental en aceites de semillas y cereales; y el ácido graso poliinsaturado omega 3, presente en legumbres y frutos secos.

IMPORTANTE

No se describen los ácidos grasos trans dado que no son propios de los vegetales, hortalizas y legumbres.

3.2. Factores organolépticos que determinan su calidad

El termino *calidad* hace referencia a la propiedad o naturaleza básica de un producto, por lo que, referido a las hortalizas, verduras y legumbres, requiere valorar no solo su aspecto externo, es decir, su calibre, color, tersura, etc., sino que también la calidad contempla el análisis de factores nutricionales y de tipo higiénico.

Haciendo referencia al término **calidad organoléptica,** se indica que se trata del conjunto de propiedades que hacen que un producto estimule los receptores sensoriales del organismo antes, durante y después de su consumo.

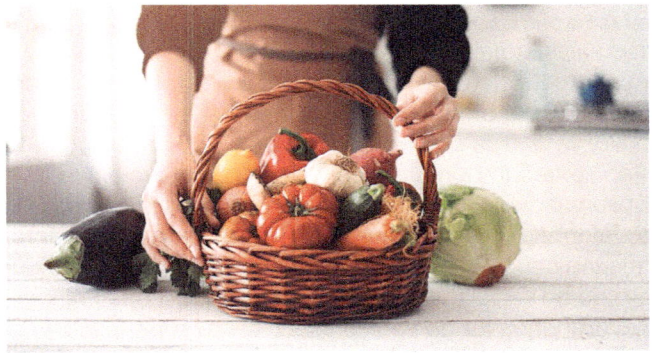

La vista es el primer de los sentidos implicados en la valoración de la calidad de un producto.

En torno a las hortalizas, verduras y legumbres, los factores que determinar, es decir, el conjunto de **atributos que permiten valorar sus características organolépticas,** son:

➲ **Calibre.** El producto debe presentar un calibre determinado según el tipo de producto, especie y características físicas. Existen tablas de calibre que permiten observar el rango de aceptación, así como el calibre que facilita un mayor rendimiento.

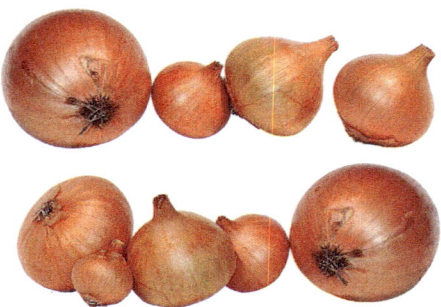

Cebolla con distinto calibre

En algunos casos un calibre excepcionalmente pequeño se asocia con la máxima calidad. Como ejemplo se encuentran los guisantes lágrima o las habas *baby*, que son recolectados cuando aún no se han desarrollado en su totalidad.

⊃ **Aspecto.** En la determinación del aspecto, además de tener presente el calibre del producto, es fundamental la determinación de su color y brillo, ya que su determinación se asocia con los procesos a los que ha sido sometido durante su cultivo, almacenamiento y/o transformación. Observar manchas o picaduras de insectos, rugosidad no característica o deformaciones, minimiza esta aceptación y, por tanto, son premisas que indican falta de calidad, así como rechazo, dado que la apariencia es uno de los factores más valorados por el consumidor.

Advertir un color no característico en su superficie o la proliferación de manchas son otros factores que se asocian con la falta o pérdida de calidad, asociados con posibles defectos físicos, morfológicos, fisiológicos, patológicos y entomatológicos.

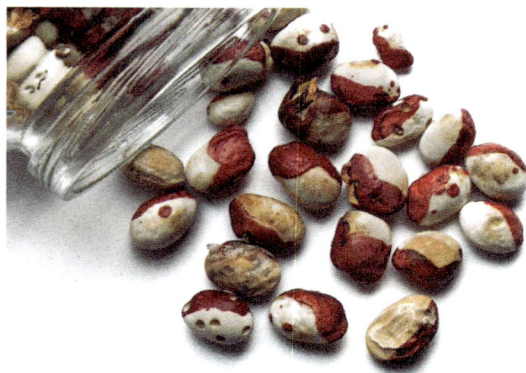

Legumbres con aspecto deteriorado asociado a una incorrecta conservación

⮑ **Olor.** El olor o aroma permite catalogar a un producto según distintas intensidades, que deben ser, en todo caso, propias del producto. Un producto mostrará un olor o aroma más o menos intenso según su maduración, que es excepcional en aquellos casos en los que se lleva a cabo de forma natural, recolectándose en el momento óptimo.

A su vez, el aroma u olor de un producto permite conocer posibles tratamientos aplicados, como por ejemplo el proceso de ahumado, o incluso si la conservación al que ha sido sometido ha sido adecuada, sin olores a humedad u olores a productos químicos, combustible, etc.

Finalmente, hay que destacar que una misma familia de productos posee sustancias volátiles similares, reflejando un mismo olor o aroma.

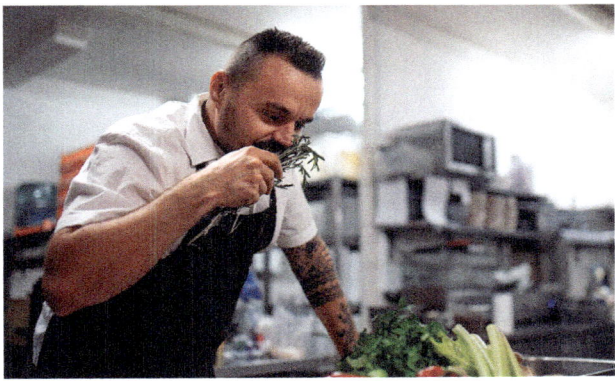

El aroma/olor debe ser en todo momento característico del producto.

⮑ **Firmeza.** Los productos vegetales, desde el mismo momento que son recolectados, muestran una pérdida de firmeza asociada a la pérdida de agua. Por tanto, un producto con firmeza se asocia a un producto fresco y de calidad. Se indica que un producto ofrece turgencia o es turgente y, por tanto, de calidad.

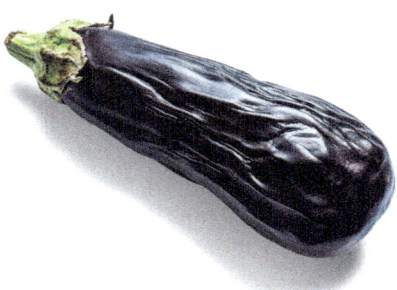

Berenjena con pérdida de turgencia, lo que refleja baja calidad

● **Textura.** La fibrosidad excesiva, la terrosidad o harinosidad, así como la crocanticidad o jugosidad son aspectos que valorar en las verduras, hortalizas y legumbres.

Para determinar estos valores será necesario tener un conocimiento exhaustivo del producto. Así, por ejemplo, el apio es un producto muy fibroso, y no por ello presenta baja calidad o la berenjena, que se caracteriza por su textura acorchada, gomosa o esponjosa.

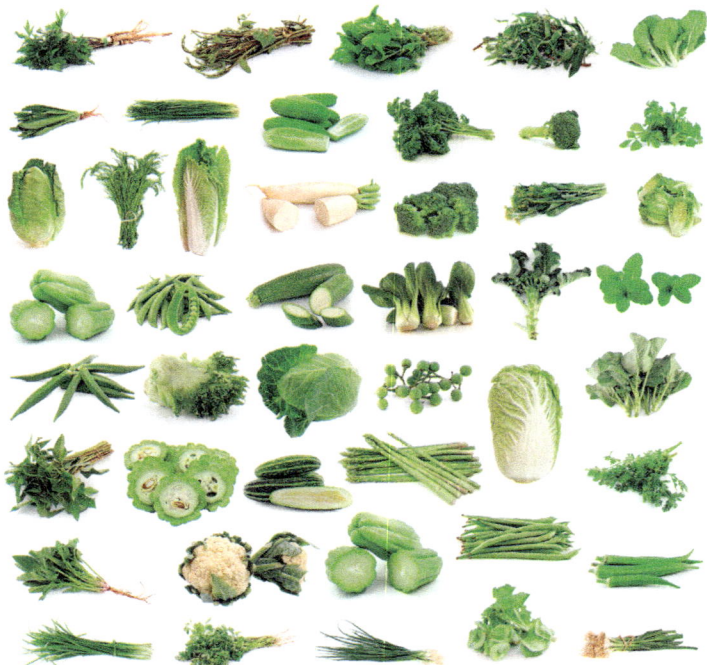

La turgencia es una cualidad positiva en verduras y hortalizas. Se asocia a una mayor frescura y correcta madurez..

● **Sabor.** Tras la valoración de la apariencia, el sabor es la segunda de las cualidades más destacables en torno a la aceptación de un producto. El sabor asociado a verduras y hortalizas, además de ser propio del producto que catar, variará desde el sabor dulce al ácido, asociándose a su madurez. A su vez, los sabores astringentes y amargos son poco frecuentes, más aún cuando el producto está maduro.

El sabor picante, característico en algunas verduras y hortalizas como, por ejemplo, los pimientos, es un valor que considerar.

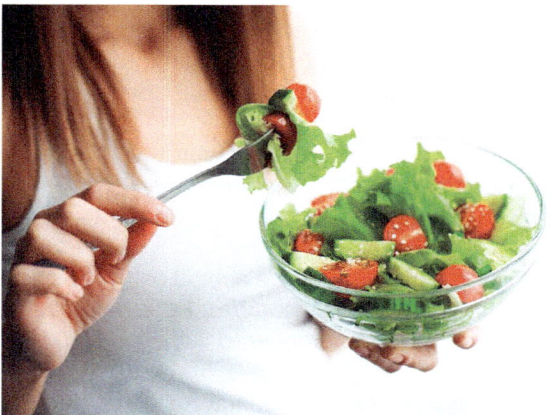

Durante el consumo de un producto, el sabor y los aromas confluyen. Se definen bajo el término flavor.

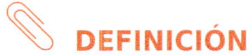 **DEFINICIÓN**

Entomatológico
Asociado a los insectos y artrópodos. Significa "que puede causar enfermedades".

A su vez, los criterios asociados a la **variedad, procedencia y temporalidad** son determinantes frente a la aceptación del consumidor, por lo que es importante su descripción:

1. **Procedencia.** Tendrán mayor aceptación y, por tanto, asociada a una mayor calidad, aquellos productos obtenidos mediante técnicas de cultivo respetuosas con el medio ambiente y libres de productos fitosanitarios. Los productos de procedencias conocidas, más aún si son de cercanía, generan una mayor aceptación, siendo premisas que considerar como elementos que inciden en la aceptación del cliente.
   Por ejemplo, apostar por el consumo de productos de cercanía o kilómetro 0, ya que propicia una recolección más precisa en torno a maduración y minimiza los tiempos de almacenamiento.
2. **Temporalidad.** La propia naturaleza de las verduras, hortalizas y legumbres hace que sean productos estacionales, es decir, su desarrollo atiende a distintos periodos a lo largo del año. Optar por el consumo del producto en el momento de recolección natural hace que muestre unas características organolépticas excepcionales y, por tanto, mayor calidad.

[45]

Por ejemplo, las técnicas de cultivo y modificación genética de algunas semillas permiten la obtención de productos estacionales durante todo el año. No obstante, no muestran las calidades y volumen de producción excelentes.

3. **Variedad.** Una misma familia de verduras, hortalizas o legumbres puede diferenciar distintas variedades que, por sus características propias, muestren una mayor aceptación. Por tanto, se las asocia una mayor calidad.

Por ejemplo, de entre los tipos de acelga cultivados, la variedad amarilla de Lyon es una de las más valoradas. Es apreciada por sus características organolépticas y de rendimiento.

Finalmente, y pese a no tratarse de factores de calidad organolépticos, es importante indicar que la calidad de un producto destinado a la alimentación se ve determinada por factores nutricionales y de seguridad, como son:

➲ **Valor nutritivo.** El aporte nutricional de los alimentos es muy importante para el consumidor, habiéndose convertido en un factor determinarte ante su aceptación. Por tanto, la valoración del producto, según su aporte de hidratos minerales, pasa a ser un elemento de calidad que considerar.

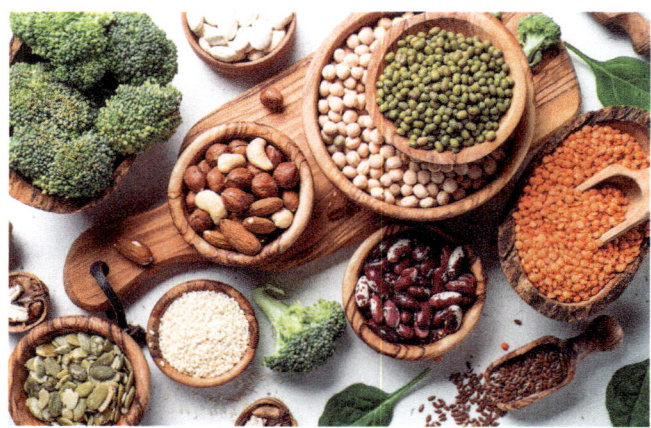

Las características nutricionales de las verduras y legumbres se relacionan con un factor de calidad positivo, por ello, su aceptación.

➲ **Seguridad.** La calidad higiénica del producto es fundamental. Su valoración también estará asociada a una mayor o menor aceptación. Así, es posible reflejar que un producto de mayor calidad será aquel que esté libre de cualquier tipo de contaminante biológica, contaminación microbiana, etc.).

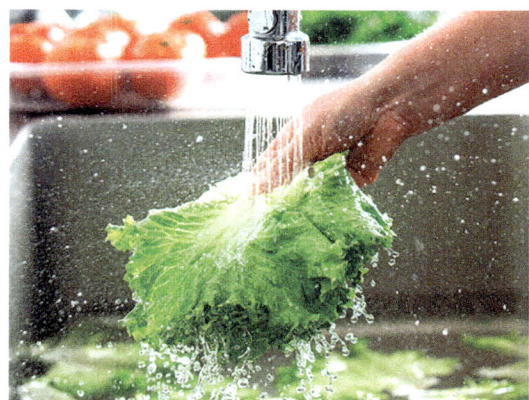

Dado que el consumo de verduras y hortalizas puede llevarse a cabo de forma directa (sin pelar o cocinar), será fundamental imponer unas medidas higiénicas adecuadas (lavado y desinfectado).

3.3. Estacionalidad

Las hortalizas y verduras son productos estacionales, es decir, su recolección está determinada a una estación o periodo. No obstante, la inclusión de técnicas de cultivo y almacenamiento, así como la globalización asociada al transporte de mercancías, permiten disponer de productos estacionales en todas las épocas del año. No obstante, la mayor calidad de estos productos se relacionará con el momento en el que su recolección obedece al calendario de recolección tradicional.

La estacionalidad de las verduras y hortalizas es dependiente de la latitud en la que se lleve a cabo la producción. Se asocian a los distintos periodos estacionales.

En el caso de España, dicho calendario diferencia, como ejemplo, las siguientes verduras y hortalizas (lo siguiente son datos oficiales):

		ENE.	FEB.	MAR	ABR.	MAY.	JUN.	JUL.	AGO.	SEP.	OCT.	NOV.	DIC.
	Acelga	●	●	●	●	●	●	●	●	●	●	●	●
	Ajo	●	●	●	●	●	●	●	●	●	●	●	●
	Alcachofa	●	●	●	●	●	●				●	●	●

Continúa en página siguiente >>

<< Viene de página anterior

Leyenda: A = Mayor nivel de comercialización (azul), V = Menor nivel de comercialización (verde)

	ENE.	FEB.	MAR	ABR	MAY.	JUN	JUL.	AGO.	SEP.	OCT.	NOV.	DIC.
Apio	A	A	A	V							A	A
Berenjena	A	A	A	A	A	A	A	A	A	A	A	A
Brócoli	A	A	A	A	A	A			V	A	A	A
Calabacín	A	A	A	A	A	A	A	A	A	A	A	A
Calabaza	A	A	A	V	V	V	A	V	A	A	A	A
Cardo	A	V								A	V	A
Cebolla	A	A	A	A	A	A	A	A	A	A	A	A
Col Lombarda	A	A	V							A	A	A
Coliflor	A	A	A	A	V	A			A	A	A	A
Endibia	V								A	A	A	A
Escarola	A	A	A	A	V	A				A	A	A
Espárrago verde			A	A	A	V			V			
Espinaca	A	A	A	A	A	A			V	A	A	A
Guisante	V	V	V	V	V	V	V					
Haba	A	A	A	A	A	V					V	
Judía verde							V	A	A	A	V	V
Lechuga	A	A	A	A	A	A	A	A	A	A	A	A
Nabo	V	A	V	A	A	V	V	V	V	A	A	A
Pepino	A	A	A	A	A	A	A	A	A	A	A	A
Pimiento	A	A	A	A	A	A	A	A	A	A	A	A
Puerro	A	A	A	A	A	A	A	A	A	A	A	A
Rábano	A	A	A	A	A	A	A	A	A	A	A	A
Remolacha							V	A	A	A	V	V
Repollo	A	A	A	V	V	V	A	V	A	A	A	A
Tomate	A	A	A	A	A	A	A	A	A	A	A	A
Zanahoria	A	A	A	A	A	A	A	A	A	A	A	A

● Mayor nivel de comercialización ● Menor nivel de comercialización

Fuente: https://www.alimentosdespana.es/images/es/cartel_hortalizas_tcm69-567756.pdf

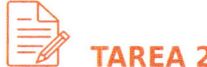
TAREA 2

En Veggie's restaurant ofrecen en temporada invernal una amplia gama de cremas y potajes. En este caso, en la carta se muestra un potaje realizado a base de judía canela y verduras, como la calabaza, el puerro, el ajo y el calabacín. No se añade patata, ya que esta judía facilita caldos muy untuosos. A su vez, el personal de sala indica que tiene endivias y judías verdes, pero a un alto precio, dada su temporalidad.

¿Son correctas las afirmaciones que ofrece el personal de sala? ¿Es posible ofrecer otras verduras u hortalizas de invierno apostando por la calidad y temporalidad óptima?

Justifica tu respuesta.

- -

4. Cultivos en invernaderos y cultivos ecológicos. Las hortalizas en miniatura *(babys)*. Brotes y germinados

☞ HILO CONDUCTOR

En Veggie's restaurant se ha desarrollado la implantación de pequeños huertos para que el cliente pueda escoger de forma directa algunas de las verduras y hortalizas que va a consumir. Esto permite disponer a su vez de muchas de las hierbas aromáticas y flores que emplea en sus elaboraciones. También está desarrollando la implantación dentro del establecimiento de cultivos hidropónicos, en el que las lechugas son protagonistas.

- -

Gran parte de las hortalizas que se consumen a lo largo del otoño e invierno proceden de cultivos de invernadero o cultivos intensivos, ya que, gracias al control biológico, se acelera su crecimiento y su posterior cosecha, aunque en estos se encuentran diferencias de sabor con las hortalizas de maduración tradicional. En la actualidad, un alto porcentaje de verduras se cultivan bajo estas técnicas. España es un referente en este aspecto, ha llegado a conocerse como la *despensa de Europa*.

El cultivo en invernadero permite multiplicar las cosechas, así como disponer de productos a lo largo de todo el año con características organolépticas aceptables y precios competitivos. Más aún bajo el desarrollo de técnicas como:

- **Cultivo hidropónico.** Se trata de una técnica de cultivo desarrollada en invernadero, en la que el producto se cultiva sin necesidad de suelo y los elementos nutritivos son adquiridos por la planta mediante una solución líquida. Este sistema de cultivo puede ser utilizado para cualquier tipo de planta. Son cultivos muy sanos, pues son regados con agua potable y sembrados en sustratos limpios y libres de contaminación.
- **Siembra de alta densidad.** Se trata de una técnica de cultivo en la que la incorporación de fertilizantes nitrogenados y tratamientos genéticos permite el cultivo masivo, es decir, cultivo en alta densidad.

Las necesidades de recursos alimentarios actuales hacen que el cultivo en invernadero sea necesario, más aún por las previsiones de crecimiento de la población. No obstante, dicha producción se complementa con la implantación de nuevas técnicas de cultivo. Son protagonistas las denominadas como agricultura de conservación y los cultivos ecológicos.

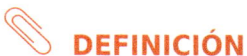 **DEFINICIÓN**

Agricultura de conservación
Técnica de cultivo sostenible basado en tres principios: diversificación de cultivos, cobertura permanente del suelo y movimiento mínimo del suelo.

4.1. Cultivos ecológicos

Centrándonos en la descripción de los cultivos ecológicos, cabe indicar que su implantación se ve motivada no solo por la obtención de productos con calidades excepcionales, sino que también son la opción necesaria para contribuir y apostar por sistemas sostenibles con el medio ambiente.

Los cultivos ecológicos basan su desarrollo en la gestión de los recursos del ecosistema y no en la utilización de insumos agrícolas. Es decir, se trata de llevar a cabo cultivos en los que no se empleen productos químicos como fertilizantes o plaguicidas, ni organismos modificados genéticamente. Con ello, se consiguen productos de calidad, saludables y nutritivos, a la vez que se protege el suelo y se evita la proliferación de plagas. Su implantación y desarrollo se genera a partir de los siguientes principios:

- **Comunidades locales.** La implantación de esta modalidad de cultivo contribuye al desarrollo de las comunidades locales, integrando los bienes naturales en los sistemas agrícolas.
- **Rendimiento y rentabilidad.** Contribuye a obtener un mayor rendimiento y rentabilidad que la agricultura convencional.
- **Biodiversidad.** Protege, potencia y promueve la biodiversidad frente al cambio climático.
- **Efecto invernadero.** Contribuye a la reducción de gases de efecto invernadero.
- **Alimentos saludables.** Facilita alimentos más saldables, nutritivos y sabrosos.
- **Suelo.** Minimiza la erosión y degradación del suelo, a la vez que propicia su fertilidad.
- **Agua.** Evita la contaminación de acuíferos con productos químicos.

4.2. Las hortalizas en miniatura *(baby)*

Las hortalizas en miniatura o *baby* son vegetales de pequeño tamaño que no se han desarrollados de forma completa en sus procesos de cultivo, o bien se trata de hortalizas que por su especie o tipo tienen un tamaño reducido pese a su desarrollo total.

Generalmente, las características organolépticas de este grupo de hortalizas se relacionan con una textura firme a la vez que delicada, sabor dulce y colores brillantes. Además, no difieren de las hortalizas comunes en torno a sus necesidades de conservación. En cuanto a la manipulación asociada a su preelaboración, las hortalizas *baby* no suelen requerir pelado, ni despepitado, ya que sus semillas y piel son muy finas.

No todas las hortalizas muestran o facilitan su presentación en miniatura; no obstante, son muchas las desarrolladas, destacando, entre otras las siguientes:

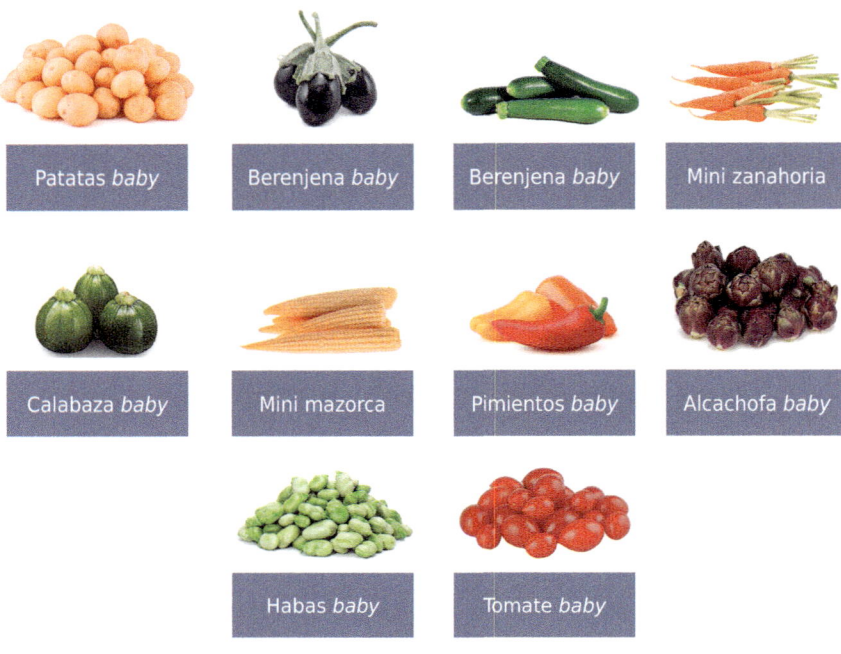

4.3. Brotes o germinados

Los brotes y los germinados son semillas de plantas que, tras romper su estado de inactividad, comienzan a brotar al ser sometidas a condiciones ambientales adecuadas (humedad y luz). Es importante indicar la diferencia entre germinado y brote, ya que son muchos los profesionales que los agrupan como iguales. Así, se tiene que:

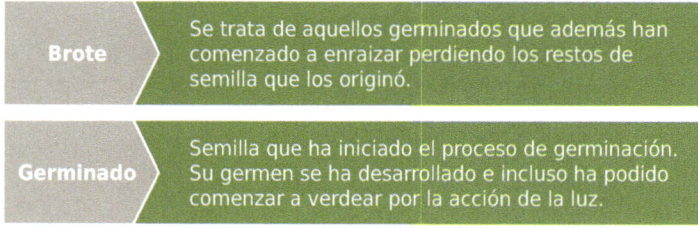

Brote	Se trata de aquellos germinados que además han comenzado a enraizar perdiendo los restos de semilla que los originó.
Germinado	Semilla que ha iniciado el proceso de germinación. Su germen se ha desarrollado e incluso ha podido comenzar a verdear por la acción de la luz.

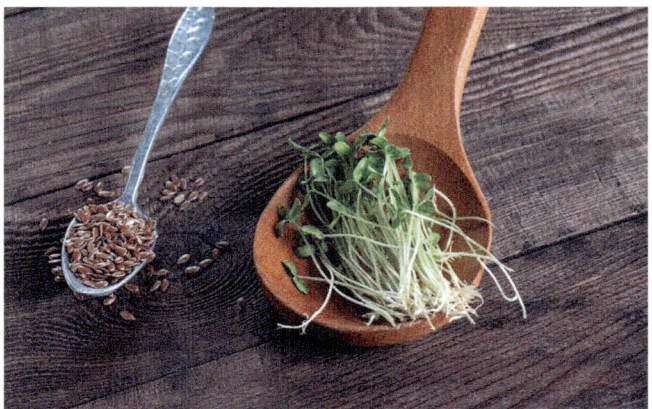

Brotes y germinados utilizados en las ofertas gastronómicas

Para la presentación de los brotes y germinados es posible partir de su clasificación a partir del producto que desarrolla, es decir, brotes y germinados de semillas, cereales y legumbres. De entre las más significativas, cabe citar las siguientes:

- **Semillas.** Los germinados y/o brotes más representativos de esta familia son los siguientes:

  - **Rábano.** Sabor picante amargo característico.

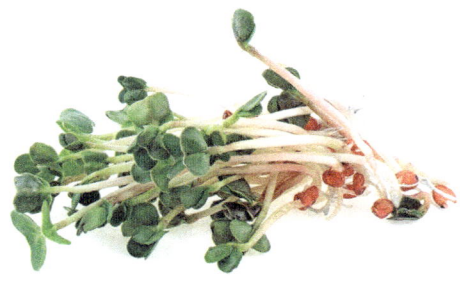

◑ **Remolacha.** De color rojo brillante, aunque existen también los de color blanco, dorado y rojo púrpura.

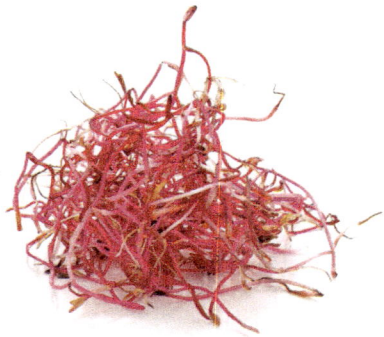

◑ **Cebolla.** Sabor picante. Contiene los mismos componentes que la cebolla.

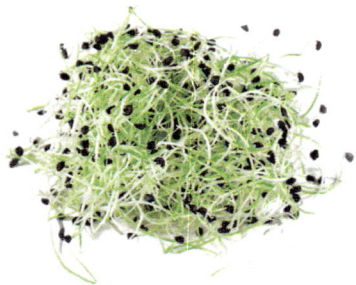

◑ **Puerro.** Sabor más suave que los germinados de cebolla, debido a un menor número de compuestos de azufre en su composición.

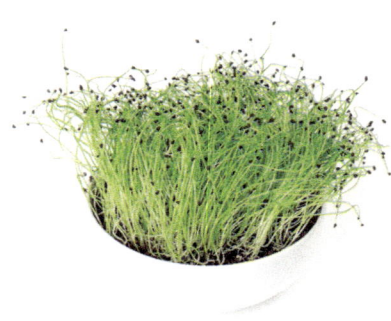

↺ **Girasol.** Sabor muy suave.

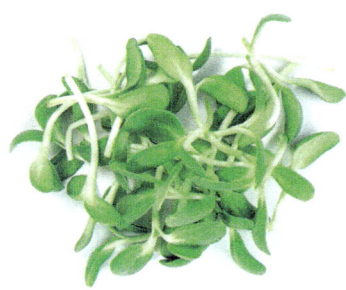

↺ **Calabaza.** De sabor amargo. Hay que consumirlos muy jóvenes, de lo contrario pueden llegar a ser incomestibles.

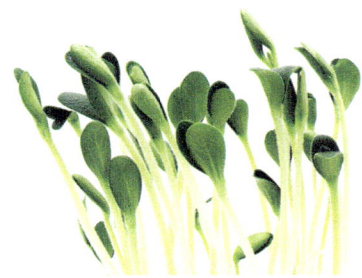

↺ **Mostaza.** De sabor similar a los berros, sabrosos y muy picantes.

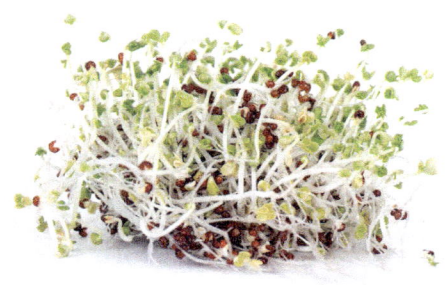

◔ **Berro.** Muy crujientes, de sabor picante.

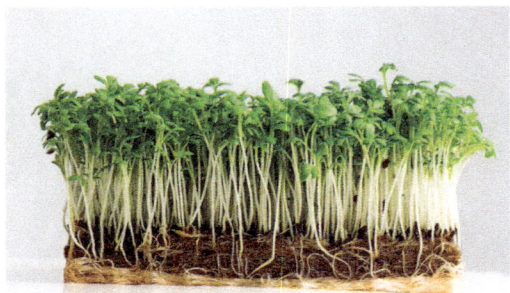

◔ **Alfalfa.** De sabor dulce.

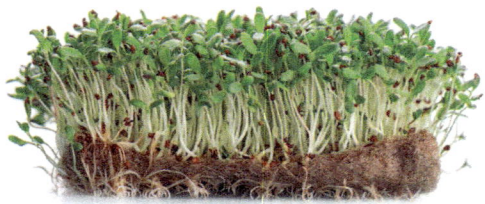

➲ **Cereales.** Los germinados y/o brotes más representativos de esta familia son los siguientes:

◔ **Trigo.** De sabor suave, ligeramente dulce. Muy agradable.

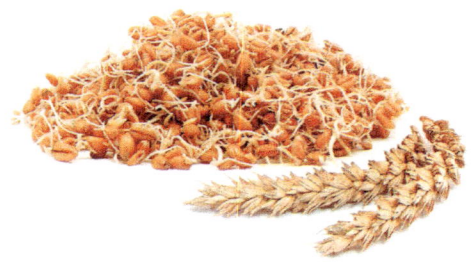

◡ **Avena.** Brotes de sabor neutro y de textura firme.

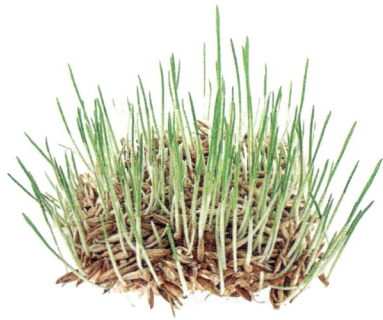

◡ **Cebada.** De sabor dulce.

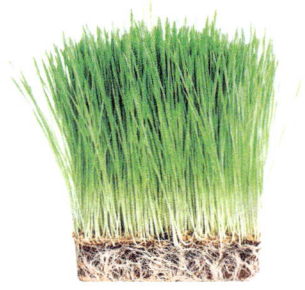

◡ **Arroz.** De sabor dulce.

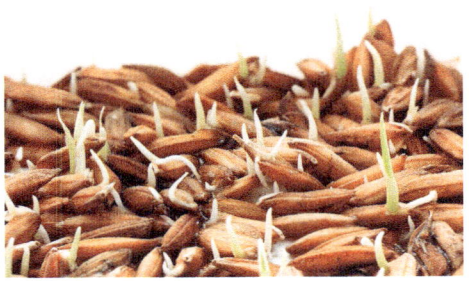

⊃ **Legumbres.** Los germinados y/o brotes más representativos de esta familia son los siguientes:

 ↻ **Fenogreco.** Fuerte aroma y sabor amargo.

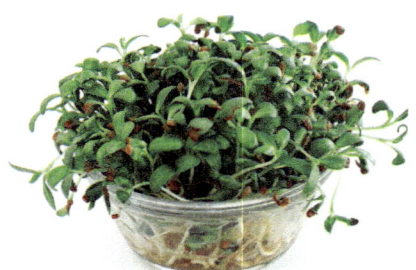

 ↻ **Lentejas.** De sabor singular (lenteja), tiene una textura crujiente.

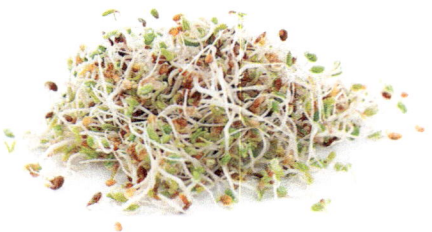

 ↻ **Judías mungo.** De sabor dulce muy suave.

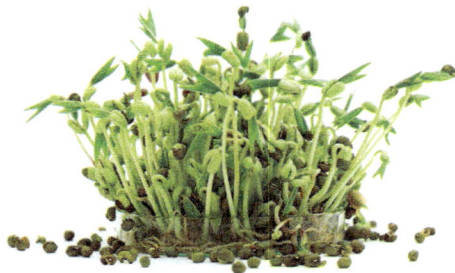

 ↻ **Garbanzos.** De sabor a nueces frescas. Deben ser consumidos de forma temprana, ya que se vuelven amargos.

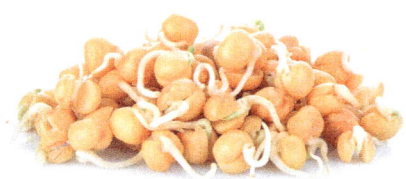

◗ **Alubias.** Sabor ligeramente dulce muy suave.

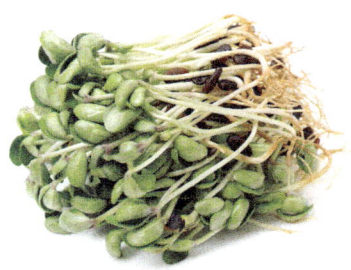

5. Presentación comercial según sus tratamientos (liofilizadas, congeladas, conservadas al natural, etc.). La cuarta gama

☞ **HILO CONDUCTOR**

El blini es uno de los vegetales servidos en la oferta culinaria de Veggie´s restaurant. Para su servicio se utiliza el brócoli fresco cocido al vapor, adicionado de brócoli lioflizado. Con ello se aporta la elaboración una textura peculiar que contracta con la suavidad del brócoli. Es una de las elaboraciones más demandadas, junto con las habitas *baby,* que en este caso se adquieren al natural congeladas, dada la calidad que presentan.

La temporalidad de las verduras hace que su puesta a disposición del consumidor requiera de tratamientos singulares, que tienen como finalidad asegurar la calidad del producto y tener disponibilidad, estén o no de temporada.

De forma general, las hortalizas, verduras y legumbres destinadas a un consumo en fresco, o bien que vayan a ser destinadas y sometidas a conservación, deben reunir las siguientes condiciones:

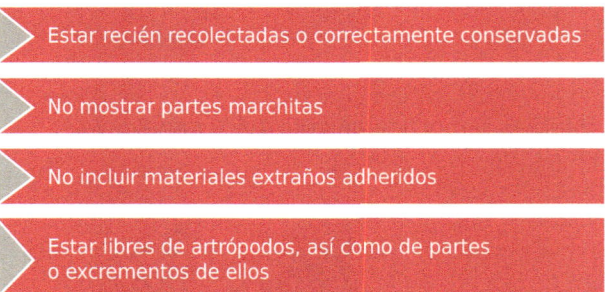

Estar recién recolectadas o correctamente conservadas

No mostrar partes marchitas

No incluir materiales extraños adheridos

Estar libres de artrópodos, así como de partes o excrementos de ellos

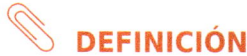 **DEFINICIÓN**

Artrópodo
Representado por insectos (piojos, moscas y mosquitos, cucarachas, etc.), arácnidos (arañas, escorpiones, etc.), crustáceos (cangrejos, langostas, etc.) y miriápodos (ciempiés, milpiés, etc.).

5.1. Tratamientos de conservación dirigidos a hortalizas, verduras y legumbres

Las necesidades de conservación de las materias primas vegetales persiguen de forma principal alargar su vida útil. Para ello, las técnicas que se emplean se dirigen a minimizar la pérdida de agua, evitar la oxidación e impedir la proliferación de microorganismos patógenos o el desarrollo de hongos.

Para llevar a cabo un proceso o tratamiento de conservación es posible apostar por distintas técnicas, como son la congelación, la liofilización, la refrigeración, el empleo de técnicas de conserva al natural o, incluso otras, que, pese a que transforman el producto, tienen como función alargar su vida (escabeches y marinados).

Refrigeración

La conservación por refrigeración utiliza un rango de temperaturas de aplicación de entre 0 y 15 °C, en función del producto que conservar. Esta técnica asociada a las verduras y hortalizas permite conservar el producto a corto plazo, es decir, unos días o semanas. Pese a que disminuye la velocidad de proliferación de bacterias, esta técnica no consigue la inactivación de enzimas, por lo que la degradación natural continúa produciéndose.

El tiempo estimado de conservación se relaciona con el tipo de verdura u hortaliza. A continuación, presentamos algunos ejemplos:

Tipo de producto	Tiempo estimado de conservación
Bayas, plátanos y tomates	De 3 a 4 días
Vegetales de raíz y naranjas	Hasta 14 días
Brócoli, uvas y cebolletas	De 4 a 5 días

En los procesos de refrigeración, las constantes que hay que tener presentes son la temperatura y la humedad. Destaca en el caso de las verduras y hortalizas la inclusión del ozono como elemento que controlar en sustitución del oxígeno, ya que el oxígeno favorece el desarrollo de los microorganismos y la oxidación de los alimentos, lo que, además de controlar la maduración, maximiza los tiempos de conservación.

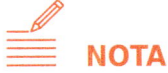

NOTA

La normativa vigente indica como adecuada una temperatura igual o inferior a 4 °C para frutas cortadas o peladas, vegetales cortados o pelados y zumos no pasteurizados listos para su consumo y elaborados en el lugar de venta.

Congelación y ultracongelación

La técnica de **congelación** como método de conservación consiste en aplicar temperaturas por debajo de 0 °C sobre el producto, en concreto la inferior a -18 °C, con lo cual se consigue que el agua que se encuentra presente en el alimento se convierta en hielo y su deterioro se retrase, debido a que los microorganismos y enzimas no pueden actuar de forma correcta.

Es importante indicar que la congelación no destruye los microorganismos, sino que los ralentiza, es decir, siguen vivos, aunque disminuyen su actividad metabólica.

La congelación, llevada a cabo de forma correcta, no afectará ni a la calidad organoléptica ni nutritiva de los alimentos. No obstante, el alto porcentaje de agua asociado a las verduras y hortalizas hace que su congelación rompa en gran medida sus estructuras, lo que propicia que, cuando el producto se descongela, sus características se vean muy mermadas. Por ello, se recomienda la no congelación de verduras de hoja y apostar por el previo escaldado en aquellas verduras y hortalizas que requieran de congelación. A su vez, para minimizar estos problemas en la congelación debido a la formación de cristales, la industria alimentaria ha recurrido a nuevos métodos de congelación, como es la *ultracongelación*.

La **ultracongelación** consiste en alcanzar la temperatura de -18 / -20°C en el centro del alimento en el menor tiempo posible. En concreto se estima un tiempo máximo de 4 horas. Esto se consigue sometiendo al producto a una temperatura de -40 °C. Así se consigue que la formación de los cristales de agua sea más pequeña y uniforme, lo que daña en menor medida su estructura.

Los procesos de congelación y ultracongelación en verduras y hortalizas maximizan los tiempos o periodos de conservación. Se establece hasta 12 meses en el caso de las hortalizas y verduras.

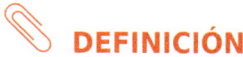 **DEFINICIÓN**

Escaldado
Técnica culinaria por la que el alimento se sumerge en agua en ebullición durante un periodo de tiempo muy breve.

Liofilización

Técnica de conservación de alimentos que consiste en la eliminación del agua de los alimentos, normalmente de naturaleza vegetal. Consiste en la sublimación del agua del producto previamente congelado.

Esta técnica elimina el agua de los alimentos previamente congelados aplicando sistemas de vacío, ya que el hielo, a una temperatura inferior a 30 °C y a presión reducida, pasa del estado sólido al estado gaseoso sin pasar por el estado líquido.

Esta técnica es la que muestra un menor impacto sobre el contenido nutricional del alimento. No obstante, la complejidad de implantación de esta técnica hace que esté reservada para productos de mucha calidad o valor.

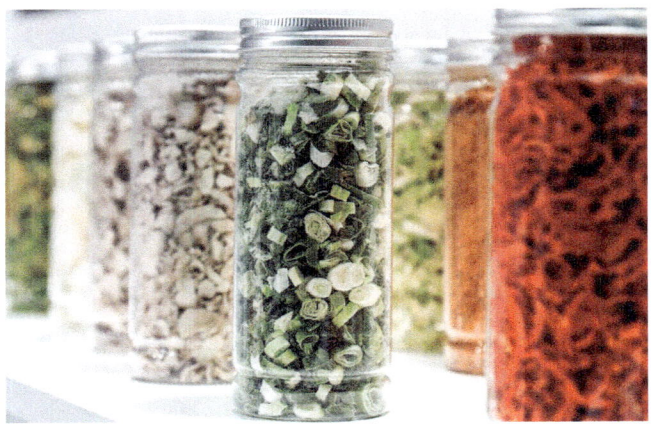

Ejemplo de verduras liofilizadas

Deshidratación

Otro grupo de vegetales y hortalizas comercializados se relaciona con los productos deshidratados. En este caso, diferenciándolos de los ya descritos productos liofilizados, la técnica que imponer no requiere de la previa congelación del producto, sino de la previa selección de las piezas que desecar, la retirada de impurezas o partes no comestibles, así como su porcionado/ troceado o incluso su calibrado, para obtener un producto de calidad.

El proceso se puede llevar a cabo de forma natural al aire libre, bajo el sol o haciendo uso de fuentes de calor como el horno, simulando las condiciones que se dan en el secado al aire natural.

Esta técnica aplicada a las legumbres secas hace que el proceso se lleve a cabo previo a su recolección o cosechado; es decir, la desecación se lleva a cabo en el cambio, es un proceso natural.

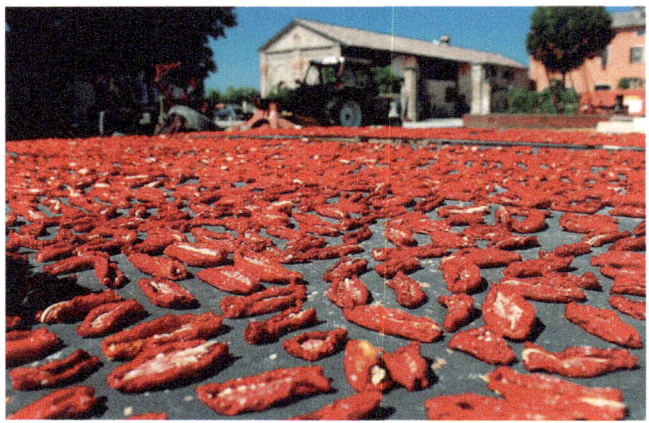

La técnica de desecado permite alargar la vida útil de los alimentos mediante la eliminación del agua disponible.

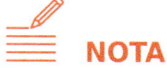 **NOTA**

La rehidratación de estos productos consiste en sumergir el producto en agua, soluciones azucaradas o zumos, lo que hace que adquieran la humedad perdida y así alcance un estado similar al original.

Conserva al natural

La deshidratación, liofilización o congelación facilitan una conservación a largo plazo, pero transforman en mayor o menor medida las características organolépticas y nutricionales del alimento. Para conseguir una conservación de hortalizas y verduras a largo plazo sin apenas cambios en sus características organolépticas y nutricionales, es posible la aplicación de técnicas de conservación basadas en el uso de técnicas de vacío. De esta forma se consigue facilitar al producto una vida útil larga, al mismo tiempo que sus características organolépticas no se ven sometidas a cambio.

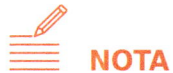

NOTA

Las características y necesidades de conservación de algunas verduras y hortalizas hacen necesario el uso de líquidos de conservación. Se denominan **líquidos de gobierno,** que están constituidos por salmueras, soluciones ácidas a base de vinagre, jugos naturales, aceites, caldos…

Envasado al vacío

El envasado al vacío es una técnica de conservación consistente en la eliminación del aire dentro del envase, sin ser reemplazado por ningún otro gas.

Con esta técnica de envasado al vacío se consigue conservar la calidad organoléptica y nutricional de los alimentos envasados, a la vez que se evita la proliferación de las bacterias aerobias, que son las principales responsables del deterioro de los alimentos.

Este tipo de conservación, a su vez, facilita la protección del producto frente a contaminaciones (contaminación cruzada) y minimiza los procesos de secado o quemado asociado a la congelación de los productos.

Según la proporción de gas disponible en el envase, se diferencia entre:

- **Envasado al vacío total.** Consiste en la eliminación total del aire del interior del envase. Esto hace que el envase quede totalmente adherido al producto que contiene.
- **Envasado al vacío parcial.** Consiste en el sellado del envase, proporcionándole una pequeña cantidad de aire en el interior, que puede ser del ambiente, o bien inyectado a propósito, dando lugar al denominado como envasado al vacío con atmósfera controlada o modificada.

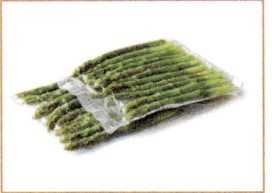

Ejemplo de producto vegetal (espárragos) envasados al vacío total

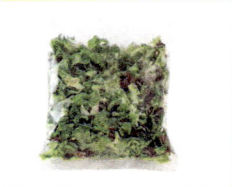

Ejemplo de producto vegetal (hojas de lechuga) envasado al vacío parcial

5.2. La cuarta gama

Bajo la denominación "cuarta gama" se incluyen productos envasados sin cocción, al vacío o en atmósfera controlada, como por ejemplo las ensaladas.

Se trata de vegetales mínimamente procesados, cuya elaboración se relaciona con las siguientes operaciones sencillas:

Selección	- Proceso por el que se retiran aquellos materiales cuya presencia no sea deseada en el producto final, como por ejemplo partes dañadas, piel, semillas, partes no comestibles, restos de piedras, plásticos, etc.
Lavado	- Proceso por el que se retiran los residuos e impurezas adheridos a la superficie del vegetal, como tierra y polvo, restos de pesticidas, insectos, etc. - A su vez, el agua de lavado se dota de productos que minimizan o incluso llegan a eliminar la carga microbiológica de la materia prima.
Troceado	- Proceso por el que se lleva a cabo la división del vegetal en trozos homogéneos, lo cual facilita el envasado. Este proceso no se lleva a cabo de forma general, pero sí es muy común en la presentación comercial de ensaladas.

NOTA

Tras las operaciones de lavado es necesario retirar el exceso de humedad de los vegetales para evitar la proliferación de mohos, levaduras y bacterias.

ACTIVIDAD COMPLEMENTARIA

2. Además de los productos de "cuarta gama" se comercializan otros, denominados de primera, segunda, tercera y quinta gama.

   Lleva a cabo una búsqueda sobre las distintas gamas a fin de conocer las características de cada una de ellas.

6. Identificación de los cereales: mijo, quinoa

☞ HILO CONDUCTOR

En Veggie's restaurant el mijo y la quinoa son dos productos de uso frecuente y muy presentes en las elaboraciones, dadas las características nutricionales que presentan y su versatilidad. Por ejemplo, la quinoa forma parte de ensaladas frías, guarniciones calientes, como *snack* crujiente en aperitivos… Por su parte, el mijo, procesado como harina, se utiliza para la base de las *pizzas* y cocas vegetales mallorquinas, una de las elaboraciones más demandadas.

La aceptación de la cocina vegetariana se relaciona a su vez con la inquietud que despierta la inclusión de algunos productos que, pese a estar presentes en el mercado, no son de consumo habitual. Esto sorprende, dadas las cualidades organolépticas y nutritivas que presentan. Un ejemplo se refleja en productos como el mijo y la quinoa.

Productos habituales en otras culturas, el mijo y la quinoa no tienen una gran difusión en la cocina tradicional mediterránea. No obstante, sus ventajas nutricionales, así como facilidad y posibilidad de elaboración, han hecho que se integren como ingredientes en platos de cocina vegetariana, pues facilitan importantes aportes en proteínas, hierro, magnesio y fibra, así como de hidratos de carbono complejos.

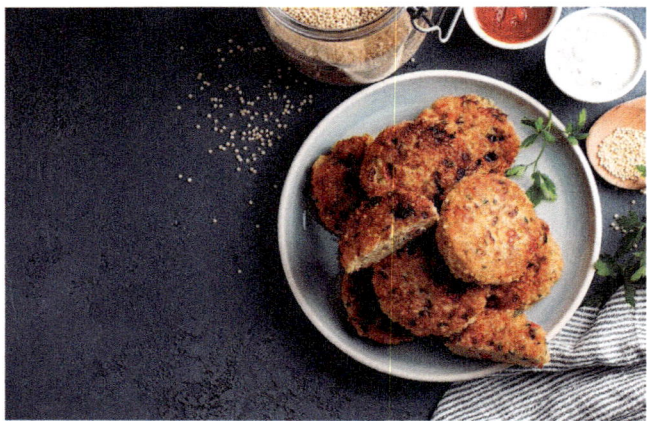

En España, el incremento en torno al uso del mijo y la quinoa se asocia en gran medida a la mayor implantación y seguimiento de una cocina vegetariana.

6.1. Mijo

El mijo se describe en el Código Alimentario Español como un cereal y, en concreto, como fruto procedente del *Panicum miliaceum*. Se trata de un cereal con cultivo en secano que se puede cultivar en condiciones climáticas adversas, siendo un cultivo sostenible, por lo que es fundamental apostar por su integración en la gastronomía española.

Sus semillas o frutos crecen en espigas. Se muestra como un grano redondeado, de pequeño tamaño y color crema, amarillo, rojo anaranjado o marrón. Muestra un sabor dulce que recuerda a la nuez. Una vez cocido muestra una textura densa.

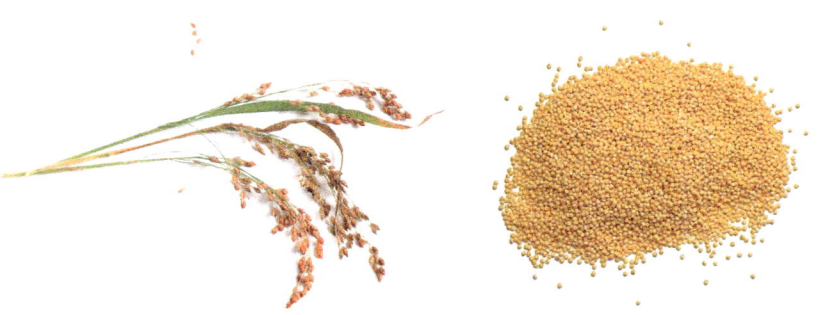

Planta y semillas de mijo limpias

Nutricionalmente destaca que no tiene gluten y que su valor proteico es alto. Posee vitaminas del tipo B, en concreto B1, B2 y B9. Su contenido en hierro y magnesio es uno de los más altos en relación con el resto de cereales. Presenta carbohidratos de absorción lenta. Su contenido en fibra también es excepcional, superior al que presenta el arroz, llegando a catalogarse como prebiótico, pues ayuda a la salud de la flora intestinal.

 **NOTA**

Para obtener un cocinado correcto del mijo, se partirá de su lavado, lo que facilitará la eliminación de ácido fítico que recubre estas semillas. Se tostarán las semillas, con lo que se obtendrá un coloreado medio y un olor a mantequilla o nuez. A continuación, su cocción requiere de una proporción mijo/agua de 1 a 3, con lo cual se obtiene una textura aglutinante.

6.2. Quinoa

La quinoa se clasifica de forma específica como un pseudocereal de la familia *Amaranthaceae*. Proviene de plantas de hoja ancha. Lo que se consume es la semilla de sus flores y no el grano o fruto de la planta, como en el caso de los cereales.

Se identifican como pequeñas semillas redondas de no más de dos milímetros de diámetro; muy lisa y aplastada. Dependiendo de la variedad se diferencian distintos colores (blanco, rosado, naranja, rojo, marrón y negro). A simple vista se observa el embrión, que tiene forma de anillo. Se desprende en el proceso de cocción.

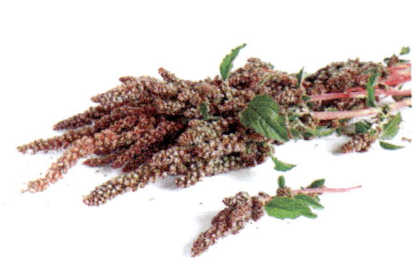
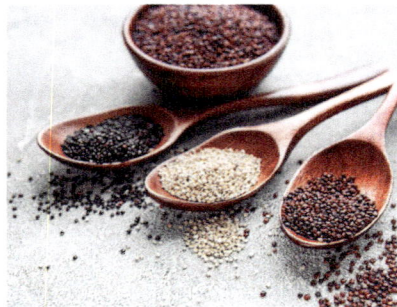

Planta y semillas limpias de quinoa de distinto color

La quinoa muestra un excelente balance nutricional. Destaca su proporción en proteínas, almidón y azúcares. Posee un contenido graso del 4 al 9 %, principalmente del tipo ácido linoleico. Destaca su contenido en calcio y fósforo. Se presenta como el único alimento vegetal que provee todos los aminoácidos esenciales. No contiene gluten.

El hierro es uno de los minerales presentes en este producto. Cabe destacar su contenido en vitamina C, E y vitaminas del grupo B. Los carbohidratos que aporta son de tipo complejos, por lo que su absorción es lenta y, por tanto, beneficiosa.

Para la cocina vegetariana es un ingrediente excepcional dadas sus características y posibilidades de consumo que plantea debido a su sabor. Sus características hacen que absorban muy bien los aromas adicionados en el caldo de cocción.

Su servicio y consumo se lleva a cabo tanto en frío como en caliente, por lo que suele estar presente como ingrediente en ensaladas, guarnición para sopas y cremas, o incluso puede ser servida como *snack,* mostrando una textura crujiente.

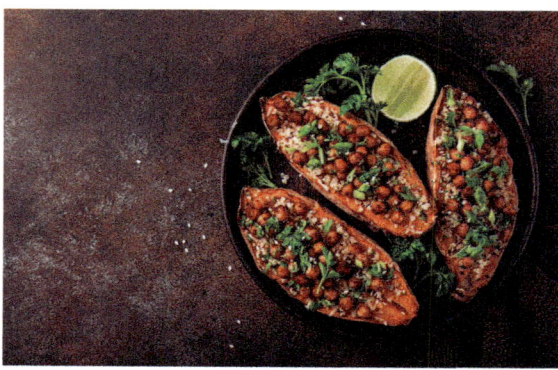

Batata rellena de garbanzos y quinoa

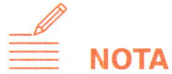

NOTA

El cocinado de la quinoa requiere previo lavado de la semilla. Para potenciar su sabor característico a nuez, se requiere un previo tostado del producto. Su cocción requiere de una proporción quinoa/agua de 1 a 2, con lo que se obtienen unos granos sueltos y crujientes.

7. Descripción de las legumbres

☞ HILO CONDUCTOR

La variedad de legumbres existentes hace que en Veggie's restaurant exista para cada día una elaboración vegetariana distinta basada en este ingrediente. Por ejemplo, en el día de hoy se ha apostado por un plato de judías pintas acompañadas de verduras como el calabacín, la zanahoria, la cebolla y el ajo. El pimentón y el comino son las especies utilizadas para aportar un sabor característico.

Las legumbres son las semillas secas, limpias y sanas y separadas de la vaina, procedentes de la familia de las leguminosas. Son muchas las variedades existentes, por lo que para su descripción se volverá a retomar la ya presentada clasificación facilitada por el Código Alimentario Español, complementándose a su vez con otras de las presentes en el recetario gastronómico actual.

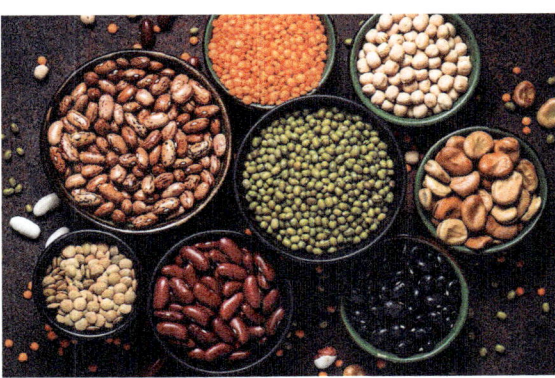

De forma general, cuando se habla de legumbres se hace referencia a legumbres secas.

_____

7.1. Judías o alubias

Según el Código Alimentario Español, se identifican cuatro tipos de judías o alubias: judía blanca común, judía escarlata, judía de Lima y judía carilla. No obstante, no son las únicas, dado que la integración de productos de distintas latitudes ha propiciado que el mercado ofrezca algunas otras variedades.

A continuación, se describen aquellas que están presentes en las elaboraciones más significativas de la cocina española e internacional, algunas de ellas incluso con nombre propio:

➲ **Otras variedades de judías:**

‒ **Judión.** Presenta un grano grande, plano y ancho. Puede ser blanco, negro o jaspeado. Tiene una textura fina. El más conocido el judión de La Granja de San Ildefonso.
‒ **Judía blanca común.** Judía de tamaño medio, de piel fina y color blanco.
‒ **Judía blanca redonda manteca.** Judía de forma redondeada, pequeña, de color blanco perlado. Es de sabor muy suave y textura mantecosa.
‒ **Judía blanca de riñón.** Judía de grano blanco y piel tersa y forma alargada. Tiene gran capacidad de absorción de líquido.
‒ **Judía morada redonda.** Judía de color púrpura oscuro, casi morado. Es de color uniforme, superficie lisa y brillante. Presenta un punto blanco en su unión con la vaina; de textura mantecosa, piel fina y sabrosa.
‒ **Judía morada larga.** Judía de color púrpura oscuro. Con forma arriñonada y tamaño medio. Es muy suave y propicia el trabado de los guisos en los que se incluye.
‒ **Judía arrocina.** Judía de pequeño tamaño, forma casi redonda y color blanco. Tiene una piel suave y su textura es mantecosa.
‒ **Judía de la virgen.** Judía de grano pequeño, de color blanca y una mancha de color marrón claro en su embrión. Es de forma redonda, casi esférica.
‒ **Judía canela.** Judía de grano grande, color canela y forma alargada. Se trata de una judía con mucho cuerpo, es decir, densa y pesada. Su piel es muy fina. Su textura es mantecosa y su sabor, delicado. Produce caldos muy cremosos.
‒ **Judía carilla.** Judía de grano pequeño, de color blanco pálido. Presenta una mancha negra en su embrión.
‒ **Judía verdina.** Judía de grano medio, plana y de color verde claro. De piel muy fina, casi inapreciable. Es extremadamente mantecosa y de sabor sutil.

- ⟲ **Judía caparrón.** Judía de grano redondeado y color muy característico, ya que es blanca con manchas moradas no uniformes y distintas de unas a otras. Es apreciada por su sabor.
- ⟲ **Judía de Tolosa.** Judía de tamaño medio, piel fina y color morado, casi negro característico. Se caracteriza a su vez por su sabor.
- ⟲ **Judía de Sant Pau.** Judía cultivada en suelo volcánico. Es de grano pequeño y con forma de riñón muy marcado. Su piel es fina y blanca. El tiempo de cocción de esta judía es corto en relación con otras variedades. Resulta muy tierna.
- ⟲ **Judía de Ganxet.** Judía de tamaño grande, plana, blanca y arriñonada. Se caracteriza por presentar un gancho característico en uno de sus extremos. Es muy sabrosa y tiene la piel muy fina.
- ⟲ **Judía escarlata.** Judía de tamaño medio y grano arriñonado. Es de color marrón anaranjado y presenta manchas. Se caracteriza por tener un sabor que recuerda a los frutos secos.
- ⟲ **Judía de Lima.** También denominada como judía garrofón. Es una judía de gran tamaño, muy plana y blanca. Resulta mantecosa y es de textura firme. Es de sabor suave y ligeramente dulce.
- ⟲ **Judión de El Barco.** Judía de tamaña grande. Es plana y de textura mantecosa. Destaca por su textura suave y sabor delicado y dulce.

NOTA

Nutricionalmente, las judías o alubias son ricas en carbohidratos, proteínas de origen vegetal, fibra (soluble e insoluble), vitaminas del grupo B, ácido fólico y minerales como el calcio, el hierro y el potasio, entre otros. Presentan un contenido graso bajo.

- -

7.2. Lentejas

Catalogadas como legumbres secas, el código alimentario español las denomina bajo el tipo *Lens esculenta*. Originaria de países del sureste de Asia, su extensión fue rápida. Es uno de los cultivos más antiguos.

Existen numerosas variedades, diferenciadas por su color, procedencia, tamaño… A continuación, se describen algunas de las más significativas presentes en la cocina actual:

- **Lenteja verdina.** Lenteja de color verde o verde amarillento con manchas negruzcas y pequeño tamaño. Su interior (cotiledón) es amarillo. No sueltan la piel, de textura cremosa y sabor suave.
- **Lenteja rubia castellana.** Se trata de la lenteja de mayor tamaño, de color verde y forma de lente (grano ancho, aplastado y redondeado). De piel muy fina y sabor suave.
- **Lenteja rubia de La Armuña.** Presenta un tamaño de entre 5 y 9 mm de diámetro, de color verde claro y jaspeada con pequeños puntos de tonalidades más oscuras. Su piel muy fina, sabor y textura característica la distinguen de las demás lentejas castellanas. A su vez, destaca por su riqueza en hierro, calcio, fibra y proteínas, superior al resto de lentejas.
- **Lenteja amarilla.** Se trata de una lenteja de la variedad rubia castellana a la que se le ha retirado la piel.
- **Lenteja naranja.** Se trata de una lenteja pelada, cuya carne presenta un color de rosado a anaranjado. De tamaño pequeño (igual que lenteja pardina), se caracteriza por su sabor a nuez y color muy brillante. También son llamadas lentejas coral.
- **Lenteja pardina.** Lenteja de pequeño tamaño (de 3,5 a 4,5 mm), más redondeada que la rubia castellana. Presenta un color marrón oscuro/pardo. Tiene la piel muy fina, casi inapreciable, y la carne de color amarillenta.
- **Lenteja caviar.** Denominada lenteja caviar o lenteja beluga, se trata de una lenteja de tamaño muy pequeño y color negro. Tiene forma casi esférica. Su sabor es intenso, terroso.

 PARA SABER MÁS

La lenteja rubia de La Armuña indica sus cualidades en la IGP Lenteja de la Armuña accede desde aquí para consultarlas:

https://redirectoronline.com/hotr00160203

NOTA

Nutricionalmente, las lentejas son fuente de proteínas, fibra, hierro, magnesio, zinc, potasio, fósforo, selenio, tiamina, niacina, folatos y vitamina B6. Poseen un bajo contenido en grasa. Por el contrario, su contenido en fibra es alto, aunque menor que en otras leguminosas.

7.3. Garbanzos

Al igual que con las judías y las lentejas, el garbanzo es otra de las legumbres más significativas y presentes en las elaboraciones culinarias vegetarianas, dadas sus propiedades organolépticas y nutricionales.

Existen distintos tipos o variedades, de los que conviene destacar los siguientes:

- **Garbanzo blanco lechoso.** Garbanzo de gran calidad y tamaño, con forma aplanada y alargada, de color crema casi blanco y con surcos profundos. Su piel y sabor son suaves.
- **Garbanzo castellano.** Garbanzo de tamaño medio y aspecto arrugado. Es de color de crema a blanco. Tiene un pico característico y piel muy fina.
- **Garbanzo pico pardal o pedrosillano.** Garbanzo de pequeño tamaño, muy redondeado y liso, con un pico grande y agudo. Es de color naranja-amarillento. Tiene una piel muy fina, casi inapreciable. Muestra un aumento de volumen tras su cocción, muy tierno y cremoso. Tiene gusto intenso.
- **Garbanzo venoso andaluz o chamad.** Garbanzo de gran tamaño y forma alargada. Tiene un sabor intenso. Su piel es poco arrugada, pero presenta surcos finos.
- **Garbanzo negro.** Garbanzo originario del subcontinente indio. Tiene piel marrón o marrón rojiza casi negra, por ello su nombre. Es poco utilizado en la cocina española. La inclusión, como ingrediente por los inmigrantes indios, lo dan a conocer. Es aprovechado por sus características en la cocina vegetariana, se le considera como un ingrediente más.
  Tienen tamaño pequeño y piel arrugada, lo diferencia un pequeño pico característico. De forma irregular. Su sabor recuerda a la nuez.

PARA SABER MÁS

La FAO (Organización de las Naciones Unidas para la Alimentación y la Agricultura) en conmemoración del año internacional de las legumbres creó un documento en el que se muestra un viaje por todas las regiones del planeta, dando a conocer este producto y exponiendo algunas recetas de grandes cocineros. Accede desde aquí para consultar el documento:

https://redirectoronline.com/hotr00160201

8. Descripción de las semillas

👉 **HILO CONDUCTOR**

En la carta de la cadena de restauración Veggie's restaurant, las semillas son utilizadas en muchas de las elaboraciones. Así, es común utilizarlas como elemento para rebozar, como ingrediente en masas, como base de pastas para untar o para la elaboración de batidos o sopas. Uno de los usos más demandados se relaciona con la quinoa que se utiliza como *snack*, sometiéndola a inflado, condimentada con *curry* o pimentón ahumado.

Organismos como la FAO o el CAE describen a las semillas como los granos de origen vegetal que contienen el embrión de una futura planta protegido por una testa. El cultivo o siembra produce, a su vez, una nueva planta de la misma especie.

El uso de las semillas como ingrediente puede partir de su uso como aceite, harinas, en crudo, deshidratadas, en polvo, etc.

Partiendo de esta definición y excluyendo las ya descritas como legumbres o cereales (también se pueden describir como semillas, dadas sus características), se plasmarán a continuación algunos ejemplos de productos catalogados bajo esta clasificación:

⮩ **Semilla de sésamo.** Semilla también denominada ajonjolí. Se trata de una semilla comestible rica en fibra y calcio, así como vitamina E, proteínas y oligoelementos. Se trata de una semilla de color crema y formato redondeado muy pequeño. No obstante existen variedades de color negro. Destaca en su uso como grasa, en forma de aceite, tostado, espolvoreado sobre elaboraciones culinarias, tostado, formando parte de masas, como guarnición para postres lácteos, como ingrediente protagonista. Un ejemplo el tahini (pasta elaborada con semillas de sésamo), como complemento en rebozados, adicionado sobre la superficie de panes o bollería.

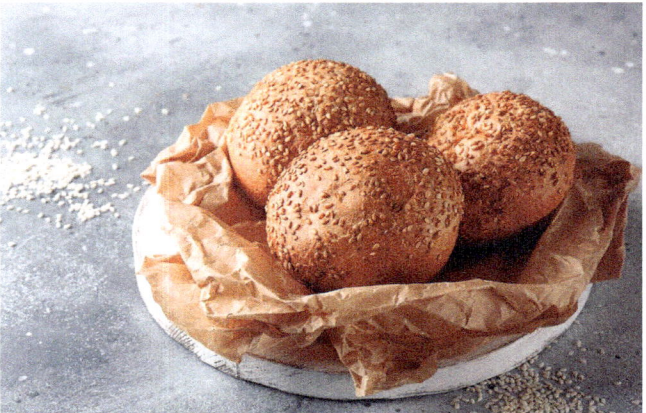

Pan con semillas de sésamo

⮩ **Semilla de chía.** Las semillas de chía son de pequeño tamaño, forma circular y color gris/negro. Sus características nutricionales hacen que el uso de esta semilla sea un buen recurso para el seguimiento de una cocina vegetariana, ya que es rica en calcio, magnesio, ácidos grasos omega 3 y 6. Además, tiene un importante contenido en fibra.
El consumo de la chía se puede llevar a cabo en crudo, adicionándolas a cereales, yogur, batidos, o como aderezo para ensaladas. Puede utilizarse como espesante, dado que es rica en mucílagos. Se pueden crear elaboraciones cremosas a partir de su batido en un medio acuoso, formándose un gel viscoso.

En la cocina vegana, este producto es capaz de sustituir al huevo en la elaboración de masas y pastas.

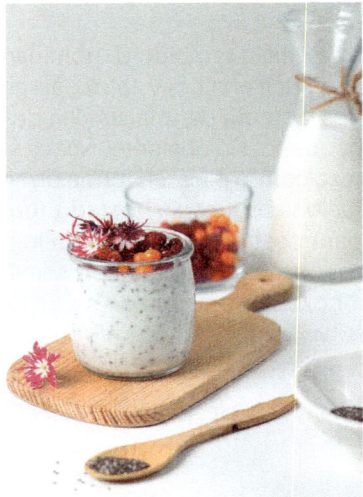

Crema de chía con flores comestibles

● **Semilla de calabaza.** Se trata de un producto con forma de hoja de pequeño tamaño y color blanco. Su interior es de color verde.

Su consumo puede ser en crudo o tostadas, deshidratadas, en forma de harina, fritas, etc. Puede utilizarse como elemento de guarnición para sopas y cremas, yogures, e integrarse como ingrediente en preparados como flanes, natillas y gachas, o incluso ser consumidas como *snack*, tanto dulces como salados.

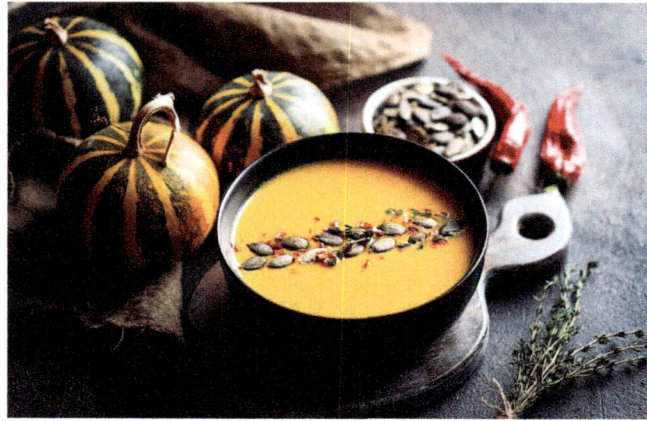

Crema de calabaza guarnecida con semillas de calabaza tostadas

⮑ **Semilla de cilantro.** La semilla de cilantro se caracteriza por tener forma ovalada (forma de huevo), color crema y tamaño muy pequeño. Tiene un sabor suave, a la vez que dulce y picante. Es rica en aceites esenciales y recuerda levemente al sabor del limón.

Se utiliza en la elaboración de postres y confituras, así como de embutidos vegetales, dándoles un aroma característico.

La semilla de cilantro se incorpora como ingrediente en curris y pastas.

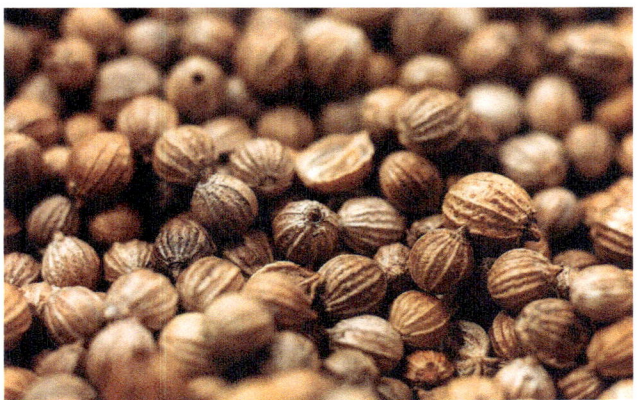

Forma característica de la semilla de cilantro

⮑ **Semilla de lino.** Se trata de una semilla rica en ácido omega 3 y fibra en forma de lignanos, lo que ofrece un alto porcentaje de antioxidantes y mucílagos. Es rica en vitamina B1. Se caracteriza por su color dorado (la más valorada); no obstante, existen de diversos colores, desde el amarillo al rojizo y hasta negro.

Su sabor recuerda a la avellana y nuez tostada. Sus propiedades hacen que se defina como semilla sustitutiva del huevo, por sus propiedades gelificantes.

Puede ser utilizada al igual que el resto de las semillas, siendo incorporada como ingrediente en masas leudadas, incorporarse como ingrediente base de batidos, guarnición de cremas y sopas, complemento en postres lácteos, etc.

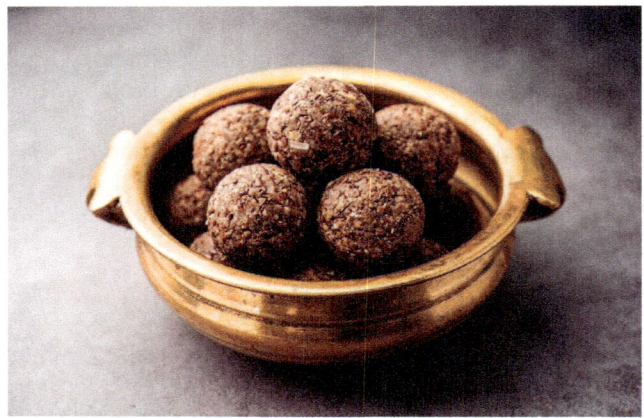

Elaboración dulce tradicional india a base de semillas de lino

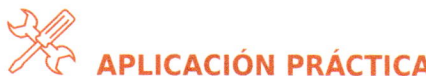

APLICACIÓN PRÁCTICA

La compra a granel de semillas en Veggie's restaurant hace que los nuevos empleados tengan algunos problemas de identificación. En el día de hoy se han recibido semillas de chía, calabaza y cilantro.

¿Sabrías identificar cada una de ellas según las siguientes características descritas?

1. Con forma de hoja y color blanco. Interior color verde.
2. Forma ovada color crema y tamaño muy pequeño.
3. Forma circular color gris/negro. Pequeñas.

Solución

Las semillas de chía se caracterizan por presentar un color gris/negro, tamaño pequeño y forma circular. Las semillas de calabaza tienen forma de hoja de color blanco. Su interior es de color verde. Las semillas de cilantro se caracterizan por su forma ovalada, color crema y tamaño muy pequeño.

9. Otros alimentos naturales y su tratamiento en el restaurante: tofu, algas, soja, seitán, *tempeh*, yogur, kéfir...

👉 HILO CONDUCTOR

Veggie´s restaurant utiliza productos como el *tempeh* o el tofu como sustitutivos de platos tradicionales de carnes o pescado. También se presenta el kéfir, como ingrediente de uno de los postres, aunque dicho kéfir utiliza la leche de coco como ingrediente básico, evitando así cualquier ingrediente de origen animal.

La diversidad cultural junto con la responsabilidad en torno al consumo de alimentos de origen vegetal ha propiciado la inclusión de productos como el tofu, el seitán, el *tempeh* o el kéfir, entre otros. Dichos productos, asociados culturalmente a la gastronomía india, oriental o búlgara, entre otros, son productos que aprovecha la gastronomía o cocina vegetariana para hacerla más rica y diversa.

Pese al origen vegetal de estos ingredientes (tofu, kéfir, algas, soja, seitán, etc.) su obtención es compleja y minuciosa, por lo que suelen ser adquiridos como ingrediente, procediendo eso sí a su transformación en torno a las necesidades de elaboración.

A continuación, se describe cada uno de estos productos y otros que son interesantes para el seguimiento de una cocina vegetariana, incluyendo las posibles técnicas a las que pueden ser sometidos:

⮑ **Tofu.** Preparado a base de semillas de soja, agua y solidificante. Asociado a la cocina oriental, su popularidad en Occidente se asocia a sus características nutricionales. Es utilizado como alternativa a las proteínas de la carne.
Su aspecto hace que se asemeje a la cuajada o el queso fresco. No presenta un sabor característico, pero sí que en los procesos de cocinado adquiere los sabores y aromas del condimento utilizado.
Nutricionalmente, además de destacar por su aporte proteico, es una excelente fuente de calcio y hierro.

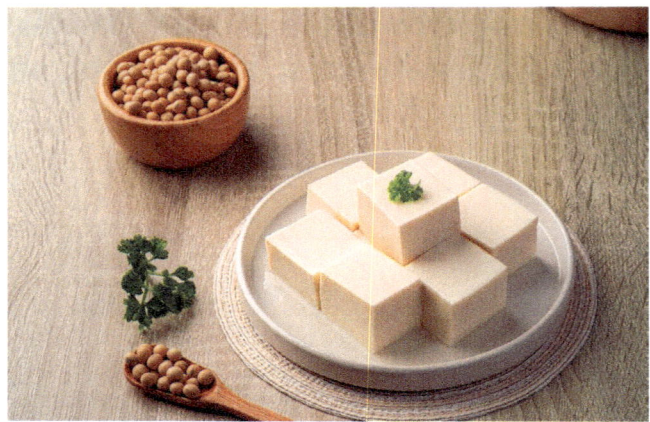

Dados de tofu al natural sin tratamiento culinario aplicado

En torno a los posibles tratamientos asociados a su transformación o elaboración en el restaurante, cabe indicar que acepta cualquier tipo de fuente de calor, así como tratamiento térmico. Es uno de los productos más versátiles.

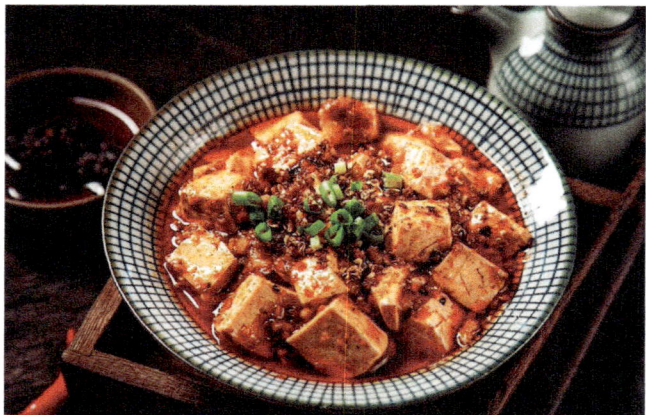

Estofado de tofu con salsa picante y cebollino

⮑ **Algas.** Las algas son definidas como organismos eucariontes, unicelulares o luricelulares, provistos de clorofila. Son obtenidas preferentemente de ríos y mares (agua dulce y agua marina). Su clasificación permite diferenciar entre algas verdes, algas pardas y algas rojas.

De las variedades existentes, son de uso común las siguientes variedades:

◟ **Alga wakame.** Se trata de un alga parda, de hoja fina, olor a mar, sabor neutro y ligeramente dulce.

Su comercialización, normalmente en fresco con sal, solo requiere de la eliminación de la sal, bastando solo con su lavado bajo chorro de agua. Su consumo en crudo como ensalada no requiere de ningún otro tratamiento. También puede utilizarse como ingrediente para sopas, revueltos, salteados...

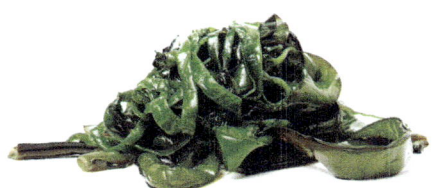

◟ **Alga kombu.** Alga parda con hojas de gran tamaño, consistencia carnosa y sabor intenso. Muy rica en ácido glutámico (responsable del umami). Tiene propiedades espesantes, es rica en fibra y, por tanto, con alto poder saciante. Se utiliza como ingrediente para sopas, guisos y platos de cocción prolongada.

Esta alga es utilizada por sus propiedades como sustituyente a la carne en la cocina vegetariana. También es base para el *dashi,* un caldo básico en la cocina japonesa con el que se preparan infinidad de sopas.

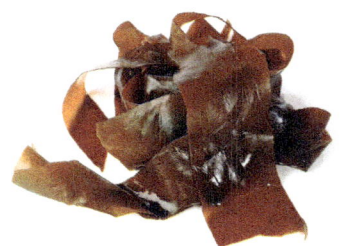

◟ **Alga espagueti de mar.** Alga parda, de forma larga y estrecha que recuerda a los tallarines. Destaca por su contenido en calcio.

Es una de las algas con menor sabor a mar, de textura carnosa, por lo que puede incluirse desde cruda, en ensaladas, hasta formar parte de guisos, salteados, arroces, pastas, legumbres, etc.

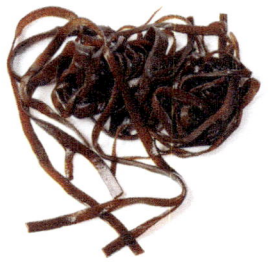

◒ **Alga dulse.** Es un alga roja, con un altísimo contenido en hierro. De fácil preparación, ya que solo requiere ser lavada. Se puede consumir en crudo. También es utilizada como ingrediente en sopas, dado su delicado aroma y sabor.

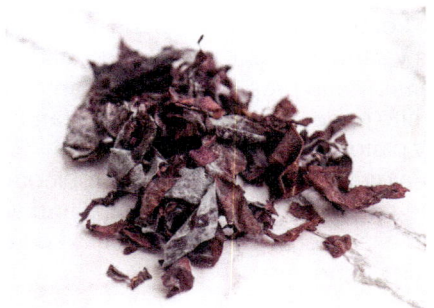

◒ **Alga arame.** Alga de sabor suave y neutro. De textura carnosa, su comercialización normalmente deshidratada requiere de su rehidratación, normalmente en agua tibia. Normalmente es consumida en crudo, como ensalada, aunque es posible someterla a procesos de cocción, como ingrediente para sopas, revueltos, guisos, etc.

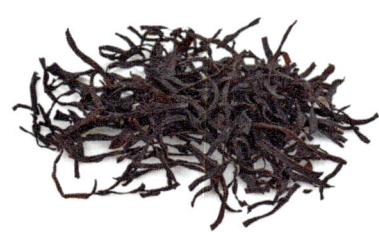

⊃ **Soja.** Es una de las legumbres con mayor porcentaje de proteínas. Aporta a su vez un equilibrio óptimo en torno al aporte en aminoácidos esenciales. Es rica en vitamina B1 y E, rica en fósforo, hierro y magnesio. Su uso en platos vegetarianos muestra una gran versatilidad, pudiendo incluirse desde germinada, hasta cocida. A su vez, la soja se presenta como tofu, leche, yogur, como producto texturizado, como salsa, etc. Esto permite su uso como sustituto de productos de origen animal. De este modo tiene una gran aceptación.

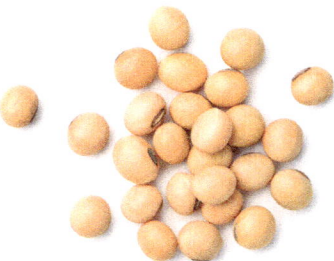

Granos o semillas de soja

⊃ **Seitán.** Es un preparado a base de gluten de trigo, protagonista en la cocina vegetariana, dado su uso como sustitutivo de la carne. Es una fuente de proteína de sabor neutro, pero con capacidad de absorber cualquier sabor. Su textura es densa, muy parecida a la textura de la carne real. Sus usos y transformación permiten cortar el producto en forma de filetes o triturarlo, a fin de obtener un preparado que será utilizado como base para hamburguesas, salchichas, elaboración de boloñesas, etc., orientado para el público vegetariano y vegano.

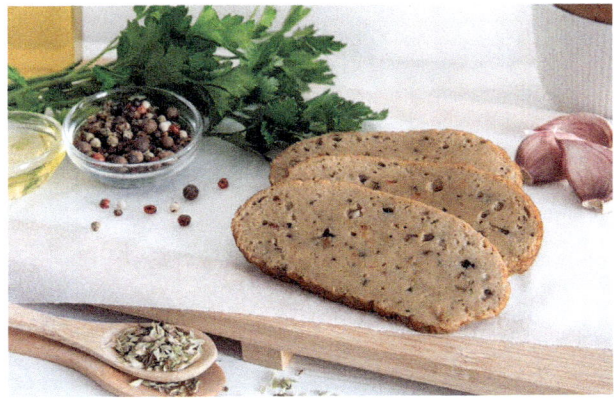

Su textura se asemeja a la textura de la carne, una propiedad que destacar en torno a su uso en la cocina vegetariana.

⊃ **Tempeh.** Preparación obtenida a través de la fermentación controlada de la soja, presentada en forma de pastel y caracterizado por su contenido en proteínas. De origen asiático, en cocina puede ser utilizado como cualquier producto cárnico. Admite técnicas de fritura, salteado, rebozado, en forma de *snack* crujiente, formando parte de salsas para pastas como ingrediente para ensaladas, etc.

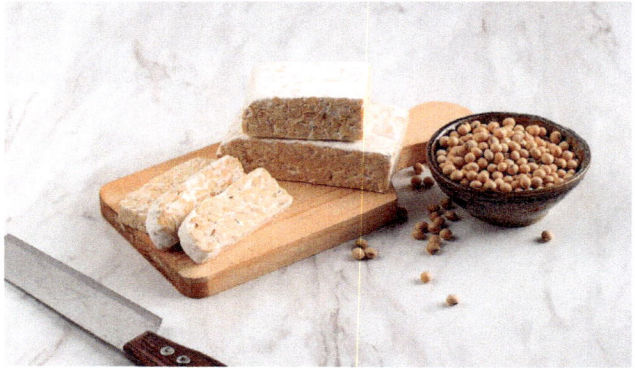

El tempeh muestra una textura firme y sabor a frutos secos.

⊃ **Yogur vegetal.** Es un producto fermentado, tradicionalmente de procedencia animal. No obstante, y dada la naturaleza de este contenido, es posible hacer referencia al yogur vegetal. Este utiliza como base un preparado vegetal (leche de soja, coco, cereales, etc.) al que se adicionan fermentos naturales que facilitan, junto con la aplicación de calor, la textura propia de este producto.

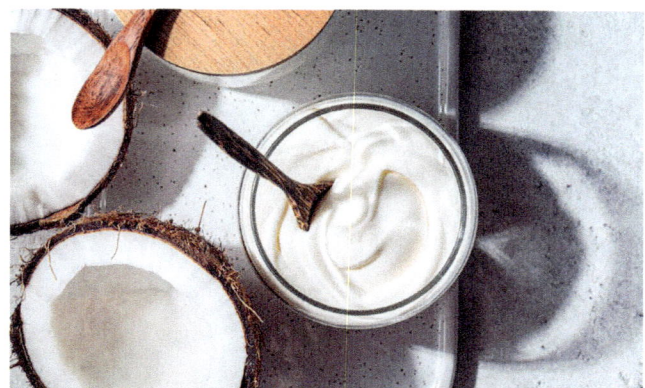

Las características nutricionales de este producto, así como variedad en tipos (texturas y sabores), hacen que sea un producto vegetariano muy demandado. Se puede complementar con topping a base de frutas deshidratadas, frutos secos, etc.

➲ **Kéfir.** Se trata de un producto probiótico, es decir, un producto rico en microorganismos, que ayudan a mantener un equilibrio correcto en la flora intestinal. Como producto, el kéfir está representado por unos gránulos blancos de forma similar a los tallos de coliflor. Además de su aporte en microorganismos, el kéfir es un producto rico en minerales como el calcio, el fósforo o el magnesio, la vitamina K y vitaminas del grupo B.

Como producto generado a través del kéfir (recibe el mismo nombre), y no haciendo uso de productos de procedencia animal (leches o natas), es posible diferenciar entre:

  � Kéfir de agua. Requiere la adición de azúcares para propiciar la fermentación, así como de jugos o zumos, hierbas aromáticas, especias, etc. para aromatizarlo.
  ☉ Kéfir de vegetales. Partiendo de la proporción de azúcares y grasas presentes en los vegetales utilizados, la preparación requerirá a su vez de la adición de azúcares.

En todo caso, se propicia el desarrollo del denominado kéfir, y del líquido bebible, que, adquiriendo el mismo nombre, posee unas características funcionales y nutritivas excepcionales.

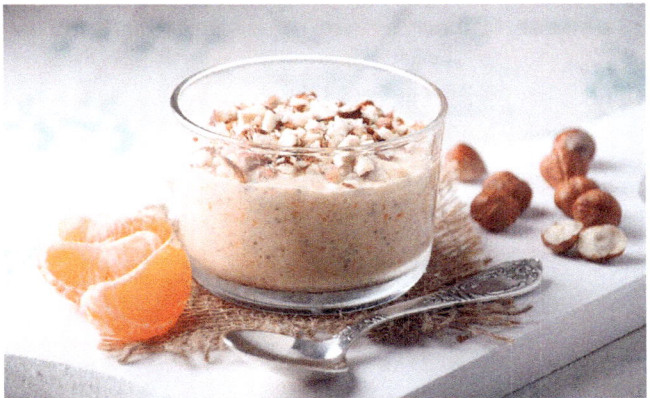

Kéfir vegetal desarrollado a través del uso de frutos secos (avellana) y zumo de mandarinas.

➲ **Tahini.** Como producto, el tahini es una pasta untuosa realizada a partir de semillas de sésamo tostadas y molidas. Es utilizado como elemento básico en multitud de platos, salsas y postres de origen oriental. Un ejemplo de su uso queda representado en el humus, donde el tahini uno de sus ingredientes. Como ingrediente, debe presentar una textura fina y fluida, y un aroma y color característico, teniendo su regulación prohibido el uso de sabores artificiales, colorantes, agentes de relleno, etc.

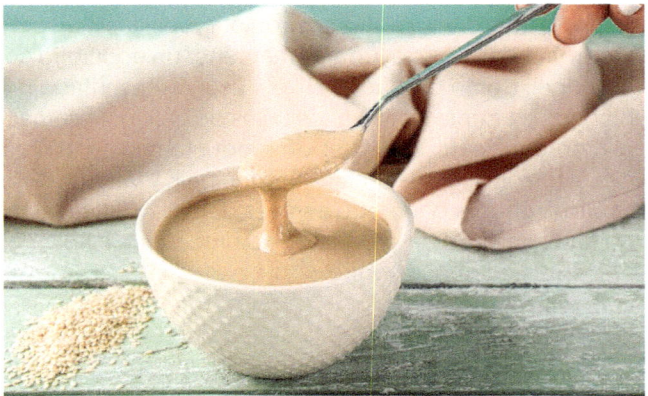

Muestra de la untuosidad característica del tahini.

⮕ **Miso.** Se trata de una pasta obtenida por la fermentación de la soja y otros cereales como el arroz, adicionada de sal y el hongo *koji*. Es utilizado como aromatizante para la elaboración de guisos, arroces, *sushi,* etc.

Según el tiempo de curación de esta pasta y color, es posible diferenciar distintos nombres: miso blanco, rojo o negro.

Su uso como condimento es directo y facilita un aporte de proteínas importante, al igual que aminoácidos, hierro, calcio, ácido fólico y vitamina B12; de ahí la integración de este producto en la cocina vegetariana.

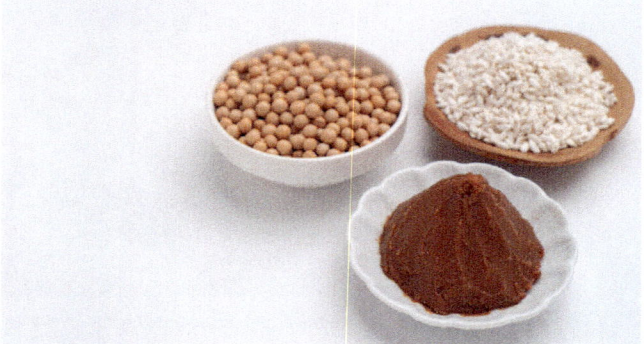

Tradicionalmente, el miso se elabora a partir de granos de soja, fermentados con hongo koji, lo que facilita la descomposición de almidones y proteínas en azúcares y aminoácidos simples.

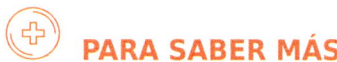 **PARA SABER MÁS**

Puedes observar la importancia del consumo de algas y ver cuáles son sus propiedades nutricionales accediendo desde aquí:

https://redirectoronline.com/hotr00160202

10. Resumen

En la actualidad se confirma que la diversidad en torno a los productos vegetales permite ofrecer unas pautas alimentarias completas. Esto requiere conocer su diversidad o tipos, así como su temporalidad, consiguiendo así la máxima calidad.

Según la especie y la variedad, las hortalizas y verduras se clasifican en frutos, bulbos, coles, hojas y tallos tiernos, inflorescencias, legumbres verdes, pepónides, raíces, tallos jóvenes y tubérculos. Dicha clasificación viene dada por el Código Alimentario Español, al igual que la presentación de las legumbres, diferenciando a su vez entre judía, lenteja, garbanzo y otras legumbres, donde se describen, entre otras, el guisante, el haba, la algarroba o el altramuz.

Las características organolépticas de los vegetales, así como sus propiedades nutricionales, se reflejan en su aporte en:

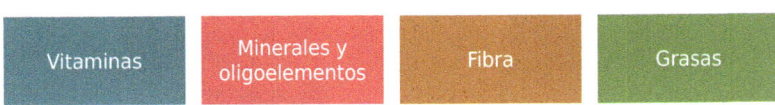

En cambio, sus características organolépticas hacen referencia a aspectos como:

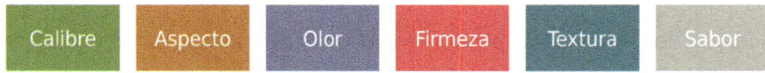

Calibre | Aspecto | Olor | Firmeza | Textura | Sabor

Apostar por verduras y hortalizas de temporada es fundamental, al igual que integrar productos como las hortalizas en miniatura o los brotes y germinados, ya que aportan algunos de los nutrientes fundamentales para el desarrollo normal del consumidor. La comercialización de estos productos requiere en ocasiones de tratamientos característicos. Un ejemplo de ello son las verduras y hortalizas:

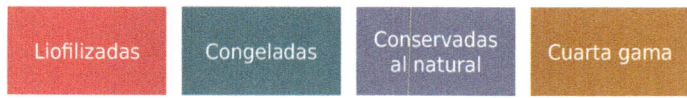

Liofilizadas | Congeladas | Conservadas al natural | Cuarta gama

De nuevo, cabe destacar que las necesidades de aceptación y seguimiento de una cocina vegetariana han propiciado la integración y comercialización de una mayor diversidad en torno a los tipos de productos utilizados como base. Así por ejemplo es posible diferenciar solo como tipo de judías entre:

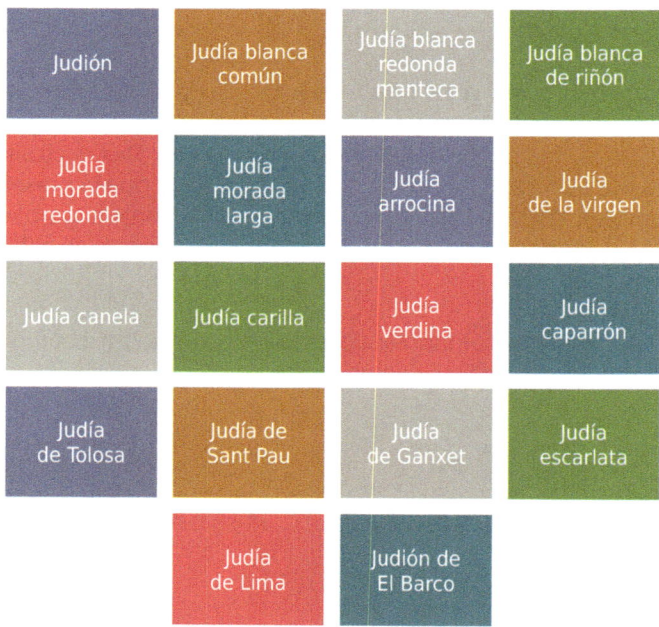

Judión | Judía blanca común | Judía blanca redonda manteca | Judía blanca de riñón

Judía morada redonda | Judía morada larga | Judía arrocina | Judía de la virgen

Judía canela | Judía carilla | Judía verdina | Judía caparrón

Judía de Tolosa | Judía de Sant Pau | Judía de Ganxet | Judía escarlata

Judía de Lima | Judión de El Barco

Del mismo modo, son otros muchos los productos dispuestos en el mercado, muchos de ellos de procedencia asiática u oriental, como son:

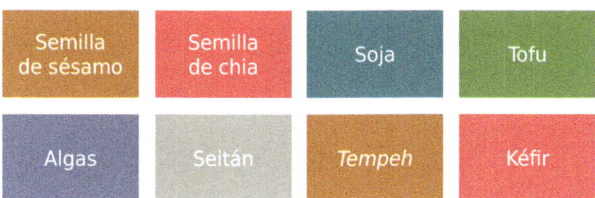

Ejercicios de autoevaluación
Unidad de Aprendizaje 2

1. Identifica cuál o cuáles de las siguientes afirmaciones son correctas:

    a. Las hortalizas se definen como la porción comestible de las plantas, incluyendo sus frutas.

    b. Los bulbos, hojas y raíces son hortalizas.

    c. Las setas, tomates y pimientos dulces pueden ser definidos como hortalizas.

    d. Las verduras no son hortalizas.

2. La denominación de legumbre identifica:

    a. El grano de la vaina

    b. La planta de la familia *Leguminosae,* incluida la raíz

    c. El grano junto con la vaina que lo protege

    d. Todas las opciones son correctas.

3. Identifica cuál de las siguientes verduras se agrupa bajo el término pepónides según el CAE.

    a. El pepino

    b. La calabaza

    c. El calabacín

    d. Todas las opciones son correctas.

4. ¿Cuál de los siguientes vegetales destaca por su aporte en vitamina C?

    a. El pimiento

    b. Las zanahorias

    c. Las espinacas

    d. El tomate

5. ¿Cuál de los siguientes ácidos grasos se debe evitar?

    a. Los ácidos grasos monoinsaturados

    b. Los ácidos grasos saturados

c. Los ácidos grasos poliinsaturados
d. Ninguna de las opciones indicadas es correcta.

6. El cultivo hidropónico se caracteriza porque:

a. No necesita agua para su desarrollo.
b. No necesita suelo para su desarrollo.
c. Se elimina las necesidades de adición de nutrientes durante el proceso de cultivo.
d. Se orienta a la transformación genética de los cultivos.

7. ¿Cuál de las siguientes afirmaciones se relaciona con la descripción de la judía carilla?

a. Judía de grano pequeño, color blanco pálido y con una mancha negra en su embrión
b. Judía de grano redondeado y color muy característico, blanca con manchas moradas no uniformes
c. Judía de tamaño medio, piel fina y color morado, casi negro
d. Judía de tamaño medio y grano arriñonado que presenta un gancho en uno de sus extremos.

8. La semilla de sésamo también es identificada como:

a. Mijo
b. Ají
c. Ajonjolí
d. Chía

9. El tofu...

a. ... tiene un aporte proteico muy bajo, al igual que de calcio y el hierro.
b. ... se obtiene a partir de semillas de soja, agua y solidificante.
c. ... no adquiere sabor u aroma durante su cocinado.
d. ... siempre debe ser servido como ingrediente frío. No admite aplicación de color.

10. **Son, de entre las siguientes, características organolépticas del alga arame:**

    a. Alga de sabor suave y neutro.
    b. Alga de textura carnosa.
    c. Alga versátil, que puede ser consumida en crudo o tras tratamientos de cocción.
    d. Todas las opciones son correctas.

Utilización de técnicas de cocción y conservación

Contenido

Objetivos

El objetivo general de esta Unidad de Aprendizaje es:

→ Presentar las técnicas de cocción y conservación asociadas a las hortalizas, verduras y legumbres.

Los objetivos específicos de esta Unidad de Aprendizaje son:

→ Describir técnicas culinarias asociadas al cocinado de hortalizas, verduras y legumbres.

→ Proponer posibles medidas correctivas al aplicar las técnicas culinarias de acuerdo con los resultados obtenidos alcanzando niveles de calidad predeterminados.

→ Aplicar metodología correcta para el remojo y cocinado de las legumbres.

→ Diferenciar entre las distintas técnicas de fritura.

→ Identificar necesidades y técnicas de conservación.

1. Introducción

Pese a que al hacer referencia a la cocina vegetariana se piensa en los ingredientes o productos incluidos en la elaboración, hay que destacar que la adaptación y búsqueda de una alimentación equilibrada y correcta suma necesariamente a la descripción de los platos o elaboraciones el tipo de proceso asociado a su transformación.

Es necesario destacar que el desarrollo de una cocina vegetariana requiere a su vez de la implantación de técnicas de cocción variadas y minimizar el uso de técnicas que incluyan elementos grasos como transmisores del calor, el uso de sal, como ingrediente potenciador de sabor o curación del producto, o el exceso de color en la superficie de los alimentos (riesgo de acrilamida).

De forma general, se puede confirmar que las verduras y hortalizas son materias primas perecederas, al igual que las elaboraciones culinarias obtenidas a partir de ellas, lo que requiere contar con sistemas de conservación adecuados, algunos de los cuales sirven a la vez como elementos de transformación, como por ejemplo la deshidratación, el encurtido o el confitado.

En esta unidad se presentarán las técnicas de cocción y conservación asociadas a vegetales, hortalizas y legumbres. Se hará referencia a las técnicas y procedimientos llevados a cabo en la cadena de restauración Veggie's restaurant.

2. Técnicas de cocción

👉 **HILO CONDUCTOR**

La cadena Veggie's restaurant apuesta por la cocción al vapor como técnica prioritaria para el cocinado de verduras y hortalizas. Con ello, se minimiza la pérdida de vitaminas de estos productos y se consigue una cocción precisa.

La aplicación de toda técnica de cocción sobre un alimento tiene como finalidad su transformación, ya sea para hacerlo comestible y/o para propiciar su conservación.

Las características propias de cada uno de los vegetales, hortalizas y legumbres hacen prioritarias la aplicación de unas técnicas sobre otras, o la adición de ingredientes y tratamientos específicos. Algunos ejemplos:

- **Aplicación de calor.** La aplicación de calor sobre los vegetales y hortalizas frescas permite eliminar la actividad de bacterias, virus y microorganismos en general. A su vez, permite la reducción del agua de vegetación, lo que reduce la actividad microbiana y, por tanto, aumenta su capacidad de conservación.
  Ten presente que la aplicación de calor transforma las características organolépticas del producto: potencia su sabor y/o color, ablanda sus fibras, sella sus poros, etc.
- **Adición de sal.** Los efectos de la sal sobre el alimento son diversos, así de forma evidente realza su sabor aumentando su palatabilidad. Ayuda a la conservación del producto, dado que extrae agua del vegetal, y modifica su textura, ya que ablanda sus fibras.
- **Adición de ácido.** La adición de ácido sobre los vegetales y hortalizas tiene un efecto antiséptico, es decir, reduce la población de microorganismos en el producto y por tanto, propicia su conservación. A su vez, el ácido sobre los alimentos hace que se ablanden sus fibras.
- **Aplicación de frío.** La aplicación del frío sobre los alimentos persigue reducir la actividad orgánica del producto, así como minimizar la proliferación microbiana que pueda poseer. Por tanto, la finalidad principal de la aplicación del frío se relaciona con la conservación del producto, para minimizar su degradación. Tendrá un efecto mínimo sobre los nutrientes.
- **Adición de grasa.** La grasa permite la conservación de los alimentos a corto plazo, pues no hay que olvidar que las grasas o aceites también son productos perecederos que, en contacto con el oxígeno, se enrancian. No obstante, su uso propicia la creación de una capa que protege al alimento del oxígeno y, por tanto, lo conserva. Normalmente su uso tiene asociada la aplicación de calor, que a baja temperatura propicia su cocinado. Esta técnica es denominada "confitado".
- **Adición de azúcares.** El azúcar permite extraer el agua de los productos sobre los que se aplica (efecto osmótico), a la vez que tiene un efecto inhibidor sobre el desarrollo de los microorganismos. Permite mantener las propiedades nutricionales del producto y preservar sus características organolépticas.
- **Aplicación de vacío o atmósfera modificada.** El vacío se emplea como sistema de conservación con las hortalizas, las verduras y las legumbres. Consiste en retirar el oxígeno que contenga el producto y sustituirlo por otro que minimice el deterioro del producto: ozono, dióxido de carbono o nitrógeno.

La aplicación de estos factores requiere seguir distintas técnicas de cocinado, como la ya citada confitura o el denominado como envasado en atmósfera modificada o al vacío. A continuación, se describe una recopilación de las técnicas más significativas en las que se ven desarrollados estos factores.

2.1. Asar al horno, a la parrilla, a la plancha, al espetón

Estos cuatro métodos de elaboración consisten en transformar un alimento o materia prima con un mínimo de grasa, con la finalidad de que quede dorado en la parte externa y jugoso en el interior. El empleo de estas técnicas difiere en torno al tamaño y características del producto que cocinar, así como a la fuente de calor empleada, especificidades que se exponen a continuación:

- **Al horno.** Esta técnica se utiliza para piezas de tamaño considerable, que necesiten un tiempo de cocinado largo. Especialmente está indicado para hortalizas y verduras enteras y carnosas.
  También es utilizada para el cocinado de productos elaborados, como pueden ser los vegetales y las hortalizas rellenas.
  La cocción al horno puede diferenciar procesos de cocinado como el gratinado o el glaseado:

  - **Gratinado:** consiste en la aplicación de calor intenso en la superficie del alimento, lo que facilita su cocción al mismo tiempo que adquiere un tono dorado.
  - **Glaseado:** consiste en la aplicación de caldos y jugos durante el proceso de cocción, lo que facilita a la vez que el cocinado de la pieza, el aporte de un brillo característico.
  - **Con costra comestible:** consiste en cubrir el producto con una masa o preparado, con hojas, tallos, etc., y hornear a continuación. De esta forma se crea una cobertura que permite concentrar los vapores y jugos del producto cocinado.
  - **Con costra no comestible:** consiste en cubrir el producto con una masa o producto, no comestible, que es retirada para el servicio. Productos como la sal o la masa muerta (mezcla de harina y agua) son muy comunes en este tipo de preparación.

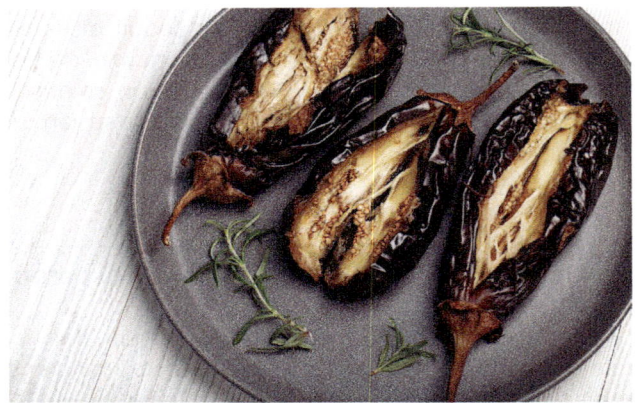

Berenjenas asadas al horno

La aplicación de técnicas de asado en la que la temperatura aplicada sea superior a los 120 °C sobre productos ricos en almidón propicia la concentración de acrilamida, por lo que se debe apostar por productos ligeramente dorados y no tostados en exceso, lo que garantiza unos niveles adecuados de estas sustancias en los alimentos consumidos.

- **A la plancha.** Está indicado para el cocinado de piezas pequeñas enteras, o bien piezas sobre las que se aplica algún tipo de corte o racionado. El uso de esta técnica facilita el dorado externo de la pieza, mientras su interior queda jugoso. Del mismo modo, el uso de esta técnica de cocinado facilita el marcado en piezas de gran formato. Se sellan los poros y se finaliza la cocción mediante la aplicación de otras técnicas como, por ejemplo, el asado al horno.

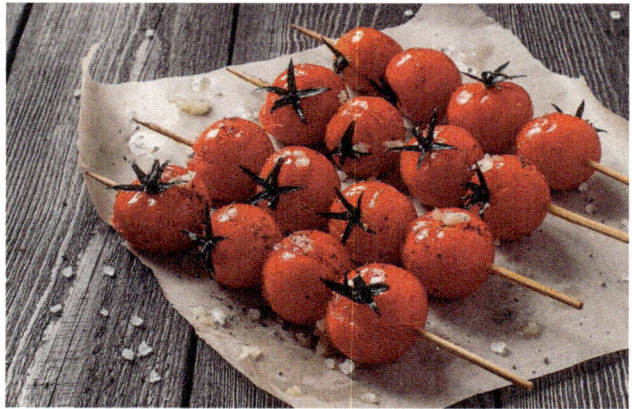

Brochetas de tomate rama dispuestas para su cocinado a la plancha

⮑ **A la parrilla.** En esta técnica de cocinado la pieza que transformar recibe dos tipos de calor. Por un lado, el calor que se transmite por contacto con el filamento de la parrilla; por el otro, el calor de radiación transmitido por el material combustible. Esto nos permite elaborar piezas gruesas y de un tamaño medio, aportando un valor añadido asociado al material de combustión.

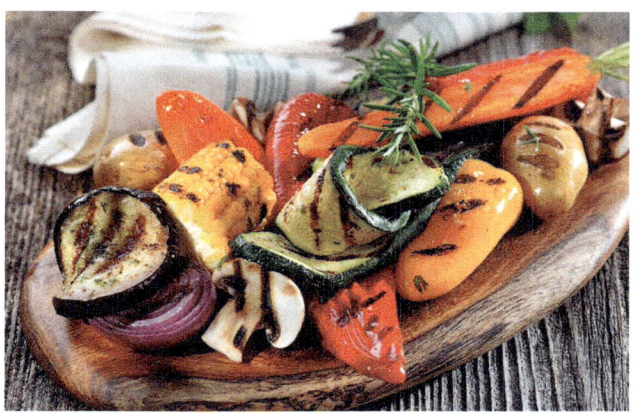

El asado a la parrilla propicia un coloreado genuino, asociado a las estrías sobre las que se ponen los alimentos.

En torno a la aplicación de este sistema de cocción, hay que tener presente que:

○ La llama no debe incidir de forma directa sobre los alimentos.
○ El tipo de madera o combustible facilitará unas características organolépticas propias al producto cocinado.

⮑ **Al espetón.** Consiste en la aplicación de calor sobre el producto, que está engarzado en un espeto (varilla gruesa y puntiaguda que permite atravesar el producto y disponerla de forma ordenada sobre la fuente de calor).
Esta técnica, asociada al cocinado de las hortalizas y verduras, requiere de la aplicación de aceites para facilitar el proceso de cocinado y adquirir un dorado homogéneo.

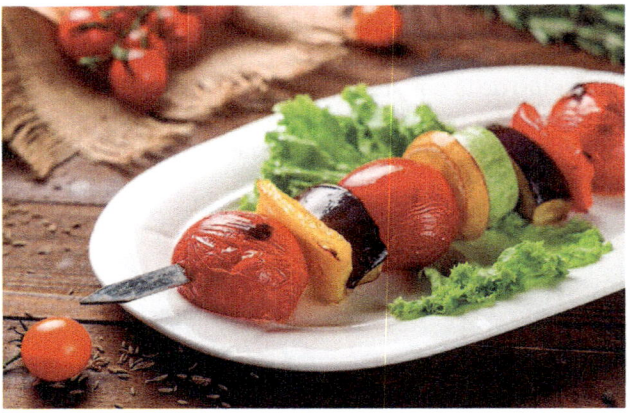

La técnica de espetón requiere del uso de verduras y hortalizas carnosas.

 PARA SABER MÁS

Puedes observar una muestra del desarrollo del Reglamento (UE) 2017/2158 de la Comisión de 20 de noviembre de 2017, por el que se establecen las medidas de mitigación y niveles de referencia para la presencia de acrilamida en los alimentos para conocer más sobre el mismo. Para ello, accede desde aquí:

https://redirectoronline.com/hotr00160301

2.2. Freír en aceite

Se trata de la aplicación de calor teniendo como medio de transmisión la grasa. En este caso, es muy importante el uso de grasa vegetal, a fin de respetar los principios de la cocina vegetariana.

La técnica consiste en la inmersión del producto en el aceite una vez adquiera la temperatura de fritura (180 °C aprox.). Se crea así una costra que, en mayor o menor medida, tomará color, y el interior quedará jugoso. En los casos en los que esta técnica se aplique a temperaturas menores (70-80 °C o incluso inferiores), se denomina confitar, una de las técnicas utilizadas para la cocción de productos que requiere de una cocción prolongada.

Se emplea de forma principal para piezas pequeñas, pudiendo incluir la aplicación de técnicas de envoltura, como puede ser el enharinado o el rebozado, a fin de crear una capa protectora que garantice el correcto proceso de fritura. Según se emplee o no de dicha envoltura, se diferencian los siguientes tipos:

- **Sin envoltura.** Se utiliza para verduras, hortalizas y legumbres cocidas que poseen poca agua o que, por sus características, no la desprenden durante el proceso de fritura, permitiendo así crear una costra con facilidad. El desarrollo de esta técnica es común en la fritura de las patatas, pimientos, hojas verdes (realización de crujientes), etc., productos en general que poseen una piel que actúa como elemento de protección.

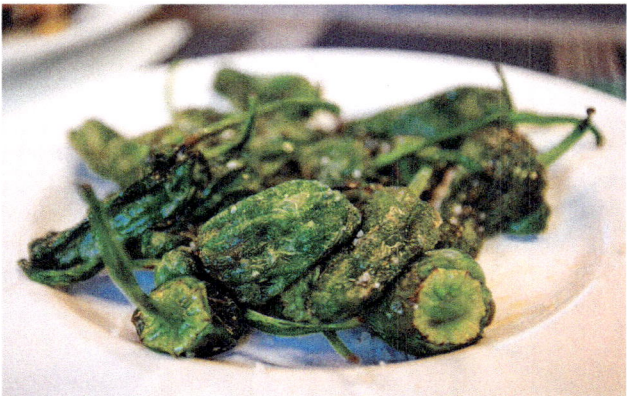

Pimiento italiano entero frito. La piel sirve como elemento de protección.

- **Con envoltura.** Esta técnica de fritura es utilizada para productos que contienen o desprenden agua en su elaboración, o bien para aportar al producto unas características organolépticas propias asociadas al tipo de rebozado empleado.
  Consiste en pasar el producto previo al proceso de fritura por un elemento que lo cubra de forma total. Así se crea una superficie que, al entrar en contacto con el aceite de fritura, forma una capa protectora.
  Es posible diferenciar distintos tipos de envolturas, como por ejemplo:

  - **Enharinado.** Se trata de pasar el producto por harina, sumergiéndolo a continuación en el aceite de fritura. El tipo de harina utilizada y la humedad del producto serán factores que faciliten en mayor o menor medida dicha costra.

Para el desarrollo de esta técnica de fritura, es posible el uso de harina de garbanzo o especial para freír. Se obtiene una fritura ligera y crujiente, con una baja adquisición de grasa, que en todo caso puede ser retirada con ayuda de un papel o paño absorbente.

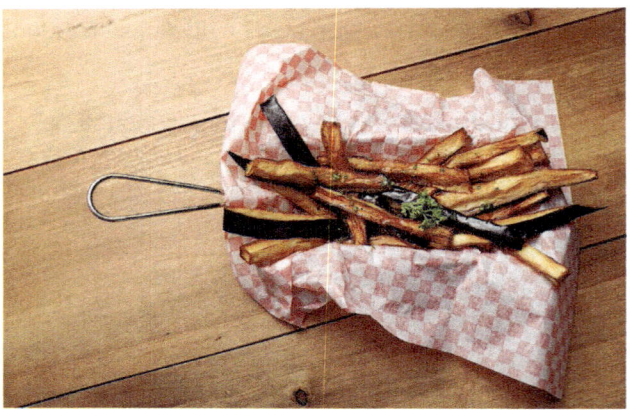

Berenjenas fritas

◑ **Rebozado.** Proceso consistente en pasar el producto por harina y huevo, y sumergirlo en el aceite de fritura. En este caso, a fin de evitar el uso del huevo, es posible la sustitución de esta técnica por el empleo de tempuras, elaboradas a partir de algún elemento farináceo más agua o jugos vegetales, con lo que se obtiene una capa crujiente y muy ligera.

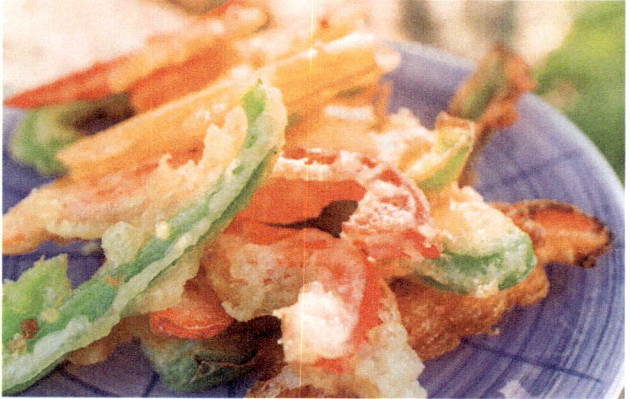

Verduras en tempura

◔ **Empanado.** Proceso consistente en pasar el producto por harina, huevo y pan rallado. Son fritos después en abundante aceite. Del mismo modo, el huevo debe ser sustituido por elementos de procedencia no animal para cumplir con los principios de la cocina vegetariana. El zumo de naranja y la leche de soja o avena son algunos de los ingredientes más empleados.

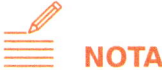 **NOTA**

Los ingredientes utilizados en sustitución del huevo para la aplicación del rebozado o empanado son variados. Destacan: los zumos de vegetales y frutas, la cerveza o el agua mezclada con harinas de legumbres como el garbanzo, etc.

2.3. Saltear en aceites vegetales

Esta técnica se usa en el cocinado de hortalizas y verduras. Una vez limpias y racionadas, se hace uso de una cantidad mínima de aceite y sobre una fuente de calor fuerte. Se adiciona una mínima cantidad de producto y se aplica un movimiento que permita sellar de forma rápida cada una de las caras del producto.

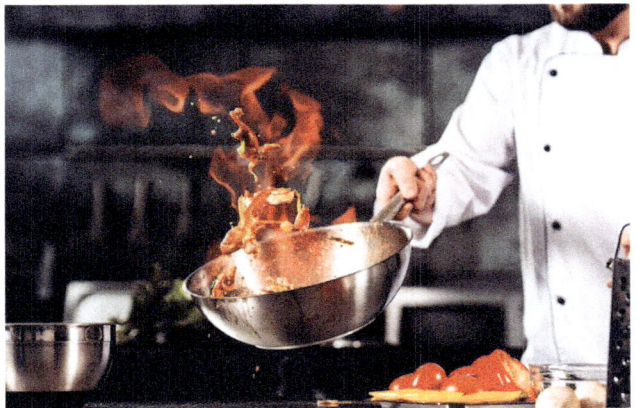

Aplicación de proceso de salteado tradicional en sotel de acero inoxidable

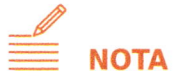

NOTA

Una tendencia asociada a este tipo de cocción se relaciona con el uso del wok, utensilio de origen asiático y forma esférica, que a su vez da nombre a la técnica de cocción. Consiste en el salteado rápido de los ingredientes en el dispuesto.

APLICACIÓN PRÁCTICA

En Veggie's restaurant se sirve una fritura de verano, que incluye, entre otras verduras, la cebolla, el pimiento rojo, amarillo y verde, el calabacín y la berenjena. Todo cortado en juliana muy fina. El plato no está teniendo aceptación porque las verduras quedan muy lacias y blandas. Además queda muy aceitoso.

¿Cuál de las siguientes técnicas se podría emplear para ofrecer un producto frito, con una baja adquisición de grasa y con textura crujiente y suelta?

- Freír sin envoltura con una temperatura del aceite de al menos 230 °C.
- Freír con aceite en torno a los 180 °C, pasando el producto de forma previa por harina de fritura.
- Freír el producto a baja temperatura (entre 70 y 90 °C). Una vez frito, empanar.
- En todo caso congelar previamente el producto que se va a freír.

Solución

Al cortar las verduras descritas en tiras finas, se expone una mayor superficie de la verdura al aceite o grasa de fritura. A su vez, dado el alto porcentaje de agua que tiene esta gama de productos, una vez el producto frito su textura será blanda. Para evitar esto será necesario aplicar una capa protectora. En este caso, al tratarse de tiras finas, de verdura, será suficiente el empleo de harina de fritura. Se debe tener presente, además, que la temperatura correcta de fritura está en torno a los 180 °C.

2.4. Hervir, cocción al vapor y cocción al baño maría

Se trata de técnicas de cocinado en las que el calor es transmitido por la acción del agua o vapor de agua, pudiendo estar o no aromatizado. La aplicación de cada una de estas técnicas de cocinado diferencia a su vez distintas técnicas, que se describen a continuación.

Hervir

Esta técnica de cocinado requiere de la inmersión del producto en el líquido de cocción (normalmente agua), para que entre directamente en contacto con él. Para las verduras y hortalizas, dicha inmersión suele partir del agua en ebullición. No obstante, en torno a la finalidad perseguida, es posible partir del líquido de cocción en frío. Cada uno de los casos tiene una finalidad. Se diferencia entre:

⊃ **Hervir a partir de líquido frío.** Se lleva a cabo introduciendo los géneros que cocer en el líquido de cocción frío y poniéndolos a continuación al fuego para llevarlos a ebullición. Este tipo de cocción se utiliza para la obtención de caldos o fondos. El tiempo de cocción dependerá de las necesidades de elaboración.

⊃ **Hervir a partir de líquido en ebullición.** Se lleva a cabo introduciendo los géneros que cocinar en el líquido en ebullición. Este tipo de cocción permite la cocción de las hortalizas y verduras. El punto de cocción adecuado es el denominado como "al dente", que permite conservar todo el sabor, textura y color del elemento que tratar.

 IMPORTANTE

El empleo de esta técnica de cocción se relaciona con la ejecución de otras técnicas, como el escaldado (para la eliminación de piel) o blanqueado (eliminación de picos de sabor o color, así como dar textura y viveza a los productos vegetales), ambos procesos muy representativos en torno a la elaboración de hortalizas y verduras.

Cocción al vapor

Se trata de la técnica de cocción más respetuosa con los valores nutricionales y organolépticos de las hortalizas y verduras. La aplicación de esta técnica consiste en someter al producto a la acción de vapor, es decir, sin entrar en contacto con el caldo o líquido de ebullición, aromatizado o no. La cocción se lleva a cabo en torno a los 100 °C, pudiendo elevarse hasta los 108-110 °C, según el tipo de equipo utilizado (vaporera a presión).

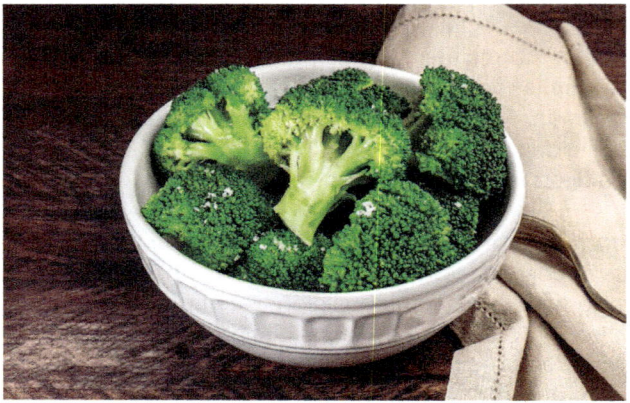

Las hortalizas y verduras cocinadas usando esta técnica, y sin adición de otros productos, son servidas bajo la denominación "al natural".

Cocción al baño maría y baja temperatura

Se trata de una cocción llevada a cabo a una temperatura inferior a 100 °C, en la que el calor llega a través del baño de agua dispuesto en la fuente de calor. El agua nunca entra en contacto con el producto, el cual queda normalmente semisumergido mediante el empleo de un recipiente o bolsa.

El uso de esta técnica para el cocinado de las verduras u hortalizas permite una cocción controlada, sin color y en su propio jugo. Elimina posibles microorganismos patógenos y facilita la conservación del producto, que queda esterilizado, por lo que esta técnica se describe a su vez como técnica de conservación.

Para su desarrollo, es posible partir de un dispositivo ideado e identificado como baño maría así como otros dispositivos, como son el *ronner* o dispositivos de calentamiento con termostato regulado.

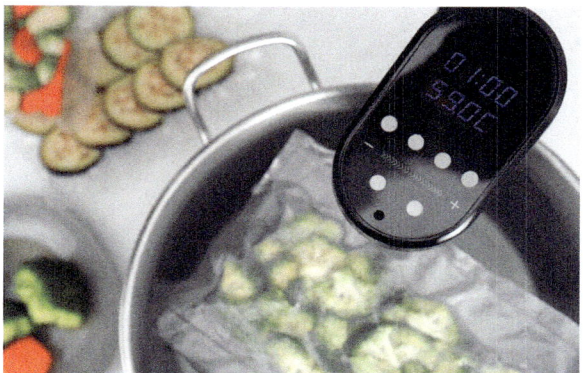

La cocción al baño maría y/o baja temperatura utilizan como elemento transmisor de calor el agua, que no debe entrar en ningún caso en contacto con el producto que se está cocinando.

2.5. Brasear

Esta técnica de cocción consiste en aplicar a los géneros un cocinado lento y prolongado, siempre en contacto con ingredientes de condimentación como hortalizas, vino, agua o fondos.

Esta técnica de cocción se realiza sobre piezas de tamaño considerable y con poca agua de vegetación. La aplicación de esta técnica sobre las hortalizas y verduras se llevará a cabo sin necesidad de marcarlas, pues la piel hace de elemento protector, impidiendo la pérdida de jugos. El proceso de cocción se llevará a cabo en un recipiente cerrado y a fuego medio, evitando que el producto se arrebate. El calor se transmite de forma mixta, por conducción y por convección.

La aplicación de esta técnica sobre hortalizas y verduras permite concentrar los aromas y jugos de las verduras y hortalizas sobre las que se aplica. Un ejemplo es el repollo o col braseada, las endivias braseadas o los cogollos de Tudela braseados.

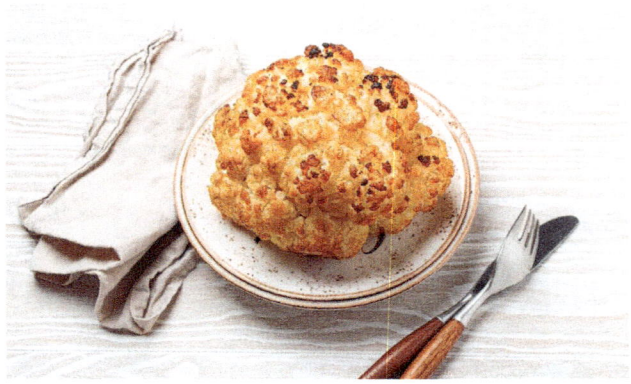

Coliflor braseada

2.6. Estofar

Consiste en una cocción por intercambio, en la que el producto que transformar adquiere los aromas, sabores y características de organolépticas singulares de los productos adicionados. Dirigida a la cocción de productos de pequeño formato a diferencia del braseado, toma un gran protagonismo en el cocinado de las legumbres, dando lugar a la elaboración de guisos o estofados, denominados de forma específica como potajes.

El desarrollo de esta técnica permite el cocinado de legumbres secas junto con verduras y elementos de condimentación, con lo que se obtienen caldos untuosos y trabados.

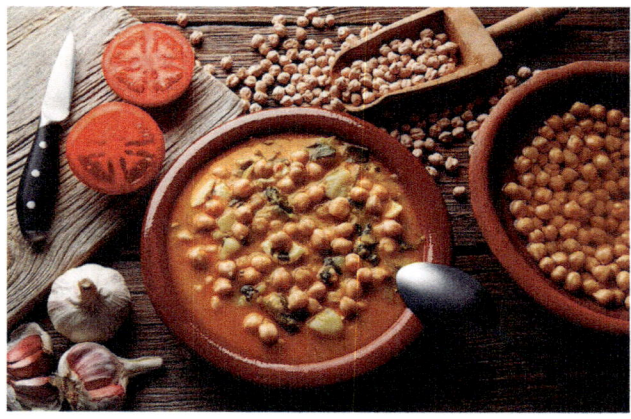

Guiso/potaje de garbanzos, patatas y espinacas

Las características de la legumbre que cocinar permiten diferenciar entre las siguientes especificidades, en torno a las necesidades de remojo y tiempo de cocinado:

⮕ **Necesidades de remojo y tiempo de cocción de las judías.** De forma general las judías requieren unas 8 h de remojo, como máximo 12 h. Más tiempo puede hacer que pierdan algunas de sus propiedades nutricionales. Para el remojo se partirá de agua a temperatura ambiente (agua fría) y en cantidad tres veces mayor del volumen de judías.

Pasado el tiempo de remojo, se lavarán y podrán a cocción a partir de agua fría. El tiempo de cocción, a partir de que empiece la ebullición, será de 45 min como mínimo, debiendo considerar la calidad y tipo de guiso. El uso de la olla a presión u olla rápida permitirá una cocción de entre 15 y 18 min.

Para eliminar posibles aromas o gusto indeseado, se requiere retirar la espuma que puede surgir en los primeros minutos de cocción.

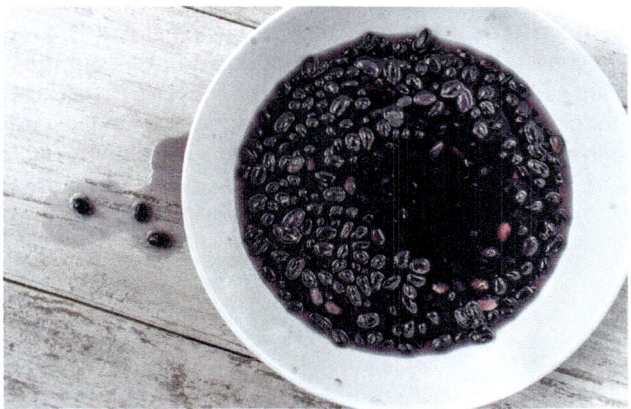

En el caso del remojo de judías de color, es posible aprovechar parte del agua de remojo para conseguir mayor intensidad de color en la elaboración final.

⮕ **Necesidades de remojo y tiempo de cocción de los garbanzos.** De forma general, los garbanzos requieren de al menos 8 h de remojo. Es recomendable partir de agua templada para el comienzo del remojo, manteniendo el producto a temperatura ambiente.

Para su cocción se partirá de agua en ebullición, es decir, no se incluirá el garbanzo hasta que el agua esté en ebullición, y mantenerlo a fuego fuerte durante los primeros minutos, tiempo en el que se retirará la posible espuma que se genera.

El tiempo de cocción está entre 60 y 90 min en torno a una cocción tradicional y de entre 20 y 25 min en olla a presión.

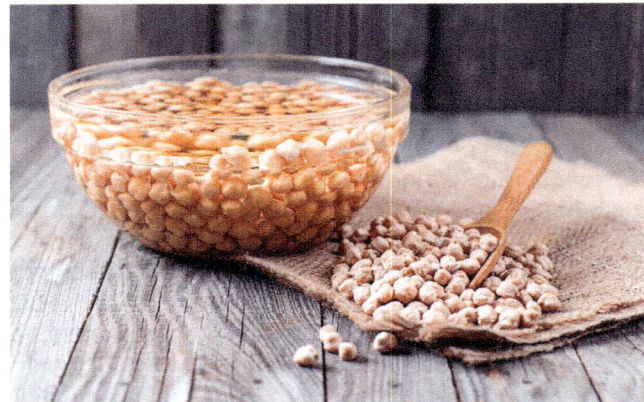

Si la adición de sal, en el proceso de cocción de los garbanzos y legumbres, en general, se lleva a cabo en último momento, se conseguirá una piel más tierna.

● **Necesidades de remojo y tiempo de cocción de las lentejas.** De forma general, las lentejas no requieren tiempo de remojo previo. Eso sí, previo al proceso de cocción se requiere eliminar restos de polvo y elementos no comestibles, por lo que su lavado debe ser común.

Para su cocción se partirá de agua fría. Los tiempos requeridos para su cocción, llevando a cabo un proceso tradicional estará en torno a los 40 min a partir de que el caldo de cocción esté en ebullición.

La cocción desarrollada en olla a presión no supondrá más de 10-15 min.

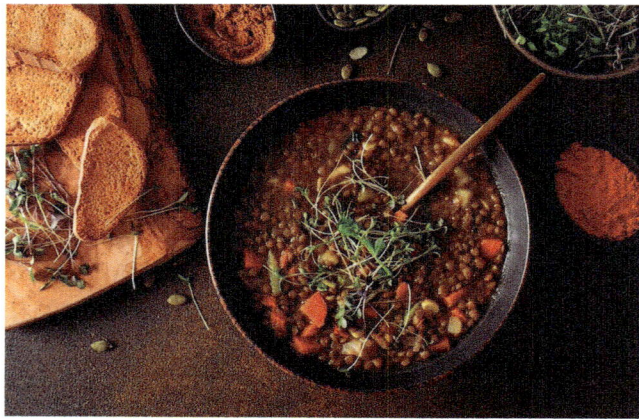

Ten presente que, si durante la cocción de las lentejas se requiere la adición de agua, esta deberá adicionarse caliente, con lo que se evita que la lenteja desprenda o arrugue parte de su piel.

2.7. Risolar

Técnica de cocción secundaria a la que se someten verduras y hortalizas. La finalidad es aportar textura y color al producto que transformar. De forma general, el proceso de risolado empieza con la cocción del producto (al horno, cocción al vapor, horno...) para después darle un golpe fuerte de calor, lo que le aporta el color, el aroma y la textura deseada.

A su vez, la aplicación de esta técnica permite aromatizar el producto, con vinos, hierbas frescas, etc. Esta técnica es muy utilizada en alimentos como los tubérculos y las raíces.

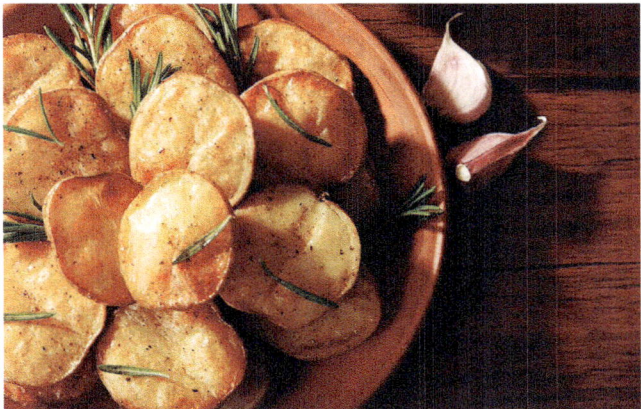

Patatas risoladas

2.8. Cocción al vacío

Consiste en someter el producto a cocinar a vacío y a continuación a una cocción controlada, normalmente aplicando temperaturas bajas, que facilitan la transformación de estructura del producto, concentrando sus aromas y sabores. Este proceso de cocinado hace que el producto no pierda jugos, sino que los concentra. Interviene a su vez el proceso de ósmosis, es decir, los líquidos de vegetación concentrados son reabsorbidos en el proceso de apertura del recipiente en el que se ha llevado la cocción al vacío.

Un rango de temperatura común en torno a la aplicación de este sistema de cocción es de 70 a 80 °C. No obstante, el rango de temperatura puede ser más bajo, incluso se presentan algunas elaboraciones con servicios directos que marcan temperaturas de entre 40 y 65 °C.

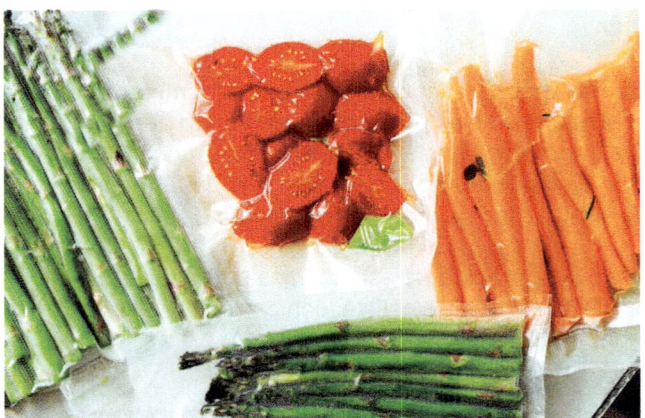

La cocción al vacío permite concentrar los sabores y aromas de las verduras, evita la oxidación del producto y facilita los procesos de almacenado y regeneración en los casos que sean necesarios.

La técnica del vacío también permite el desarrollo de técnicas únicas, como puede ser la impregnación. Con esta se somete a un alimento sólido junto con un líquido a un vacío elevado, con lo cual se consigue extraer el aire de los poros del alimento sólido e impregnarlo con el líquido utilizado. También permite la aromatización de líquidos, técnica por la que se consigue aportar un aroma al líquido base utilizado.

NOTA

El desarrollo técnico en torno a los sistemas de cocción ha propiciado la generación de técnicas y equipos específicos. Un ejemplo es el Gastrovac. Se trata de un equipo compacto que permite la cocción e impregnación al vacío, lo que propicia la cocción y fritura a baja temperatura, así como la absorción de líquidos y jugos generados durante el proceso de cocción.

Principios básicos de la cocina al vacío

El desarrollo de envasado al vacío requiere del conocimiento y seguimiento de unos principios básicos, referidos tanto a la higiene del proceso como a la metodología de aplicación. A continuación, se exponen algunos de los principios más significativos:

Imponer una correcta higiene en los procesos llevados a cabo tanto en el envasado en crudo o cocinado como en el proceso de cocción al vacío.

Utilizar materias primas de primera calidad, sin defectos.

Evitar en el proceso de envasado las temperaturas de mayor riesgo de proliferación de microorganismos. Para ello, será fundamental el uso de abatidores de temperatura.

Apartar del proceso productivo a cualquier manipulador que presente una enfermedad infecciosa.

Aplicar temperaturas de cocción que garanticen la inocuidad del producto elaborado.

Identificar los productos envasados, imponiendo toda la información necesaria para su seguimiento.

Asegurar una temperatura de conservación adecuada hasta su uso, calentamiento o servicio.

IMPORTANTE

En productos vivos no aplicar un vacío total, ya que requieren de oxígeno para continuar con su evolución. Por tanto, se aplicará el envasado en atmósfera controlada. A su vez, si su estructura es frágil, se debe envasar haciendo uso de la recuperación lenta de presión, lo que evita su aplastamiento.

Desarrollo de la cocción al vacío

El **desarrollo de la cocción al vacío** diferencia entre distintas metodologías de aplicación según las necesidades perseguidas o características del producto que cocinar. Así, es posible diferenciar entre:

➥ **Cocción simple.** Proceso por el que el ingrediente es introducido de forma directa en el recipiente de vacío. Se puede incluir algún elemento como sal o pimienta.

⮕ **Doble cocción.** Proceso que combina la cocción al vacío con otra de tipo tradicional. Son comunes las siguientes:

  ↻ **Marcar el producto antes de someterlo a vacío.** Se trata de marcar el producto haciendo uso de una fuente de calor fuerte (parrilla, plancha, brasa, etc.); esto potenciará el sabor del plato. Este proceso requiere abatir la temperatura antes de ser envasado al vacío. Tras la cocción, es posible volver a requerir un marcado previo a su servicio, garantizando así la máxima calidad en torno a aromas y texturas deseados.
  ↻ **Marcar el producto después de cocción al vacío.** Se utiliza para potenciar el sabor, color, aroma y textura del producto, que previamente ha sido sometido a la cocción al vacío. Así se consigue un punto óptimo en torno a la terneza y una textura crujiente en el exterior. Se produce en este paso la caramelización propia relacionada con el efecto *Maillard*.

⮕ **Líquido de gobierno.** El proceso de cocción de algunos productos envasados al vacío necesita ser complementado, buscando unas características organolépticas propias (jugosidad, color, aroma, etc.). Ello diferencia, como ejemplo, los siguientes líquidos de gobierno:

  ↻ **Aromatizar.** Mediante la adición de aceites, vinagres, vinos o licores.
  ↻ **Conservar.** Aceites y grasas, escabeches, etc.
  ↻ **Aportar humedad.** Salsas con base acuosa, zumos, aguas aromatizadas, etc.
  ↻ **Proteger el producto.** En productos muy frágiles se adicionan almíbares, agua, aceites, etc., con el fin de amortiguar y proteger al producto envasado.

2.9. Cocción en microondas

La funcionalidad del microondas permite la aplicación rápida de calor, lo cual facilita la descongelación, la regeneración o incluso el cocinado de los alimentos. Todo ello depende de la intensidad y el tiempo de uso. El cocinado en microondas permite la cocción al natural, ya que no requiere añadir elementos de transmisión de calor. Esta técnica hace uso únicamente del jugo del propio alimento, que se ve alterado según la intensidad de la radiación aplicada; es decir, las moléculas de agua que contienen el producto vibran y transmiten energía en forma de calor, y ese calor es el que cocina el producto.

El alto porcentaje de agua asociado a las hortalizas y verduras, en general, hace que sean productos aptos para este tipo de cocinado. No ocurre esto con las legumbres secas.

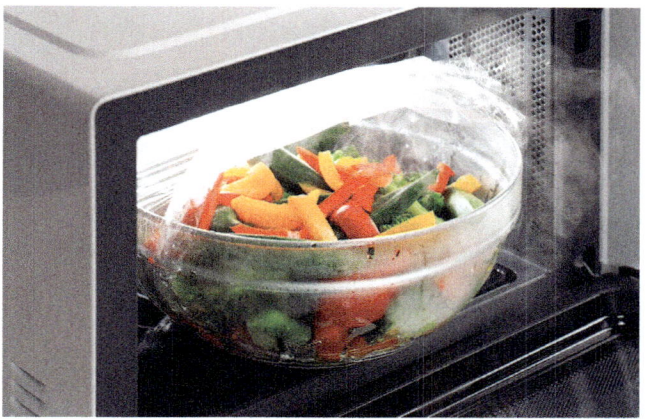

La evaporación de los jugos o agua de vegetación de hortalizas y verduras permite una cocción en su jugo, concentrando sabores y aromas.

IMPORTANTE

El uso del microondas no incide sobre las características nutricionales del producto, por lo que permite en gran medida conservar los nutrientes que el producto posee.

TAREA 3

En la carta de Veggie's restaurant se incluye un apartado dedicado a las legumbres. En concreto, se ofrece:

- Humus de garbanzos con pimentón, aceite de oliva y ajonjolí tostado.
- Guiso de judías pintas con zanahoria morada y berenjena.
- Ensalada de lentejas con apio, pimiento rojo, cebolleta y pepinillo.

Sabiendo que tienes que llevar a cabo la cocción de estos tres tipos de legumbres, establece sus necesidades de remojo y cocinado. Justifica tu respuesta.

3. Técnicas de conservación

☞ HILO CONDUCTOR

La refrigeración es la técnica de conservación más común en la cadena Veggie´s restaurant. No obstante, no es la única de las técnicas de conservación, ya que, por ejemplo, los productos elaborados como cremas, estofados y guisos de verduras son sometidos a congelación, facilitando la gestión organizativa y así sacar máximo provecho a la materia prima utilizada.

Todo proceso de conservación tiene como finalidad preservar la integridad del alimento, para lo que es necesario establecer los medios o técnicas más adecuadas, técnicas que prolonguen la vida útil de los productos en general, inhibiendo el desarrollo de microorganismos y las reacciones metabólicas responsables de su degradación.

Ten presente que las verduras, hortalizas y legumbres siguen teniendo actividad metabólica tras su recolección, a la vez que puede poseer cierta carga microbiana, que puede estar representada por microorganismos patógenos. Por tanto, la conservación de los vegetales persigue:

> La reducción de la actividad metabólica de los vegetales

> La eliminación de los microorganismos y/o la inhibición de su proliferación

3.1. Clasificación de las técnicas o métodos de conservación

Las técnicas de conservación pueden, en menor o mayor medida, atribuir nuevas características al producto conservado. Ejemplos de técnicas que inciden en dichas características son el ahumado, el escabeche o la salazón. Por el contrario, la refrigeración o la congelación, aplicadas en sí mismas, son técnicas que no modifican (o lo hacen de forma mínima) las características organolépticas o nutricionales del producto conservado.

Conseguir un mayor o menor tiempo de conservación puede estar relacionado con la combinación de distintas técnicas. Así, por ejemplo, la aplicación del ahumado requiere a su vez del uso de técnicas de envasado, refrigeración, congelación, etc.

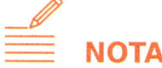

NOTA

La aplicación de técnicas de cocinado muestra por sí misma principios asociados a la conservación, es decir, el mismo cocinado de un producto propicia su conservación.

Para dar cabida a la exposición de los métodos de conservación, es posible diferenciar entre las técnicas que aplican calor, aquellas que se basan en el uso del frío, en las que la conservación se asocia a la reducción de agua o incluso, por la acción química. Esta clasificación es la que se utilizará a continuación.

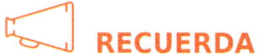

RECUERDA

El cocinado de los alimentos minimiza el número de microorganismos y reduce el porcentaje de agua disponible, lo que propicia su conservación.

Conservación por calor

Los métodos de conservación de hortalizas, verduras y legumbres por calor se basan en la exposición de estos a altas temperaturas durante periodos de tiempo variables. Por tanto, las distintas técnicas de conservación por calor se establecen según el control del tiempo de exposición y la temperatura. Estos principios, además, serán propios de cada hortaliza, verdura o legumbre. A su vez, se debe considerar que, en todo caso, la aplicación de estas técnicas es el acondicionamiento previo para la posterior aplicación de técnicas de envasado, refrigeración, congelación o deshidratación.

Son destacables las siguientes técnicas de conservación por calor:

➲ **Escaldado.** Proceso consistente en sumergir los vegetales en agua hirviendo o exponerlos a vapor de agua durante un breve periodo de tiempo. El proceso se desarrolla a temperaturas que oscilan entre los 70 y 100 °C.
La aplicación de esta técnica o método permite:

  ↻ Eliminar o reducir los olores y sabores no deseados del alimento.
  ↻ Facilitar el pelado y cortado de los alimentos.
  ↻ Inactivar las enzimas presentes en los vegetales.
  ↻ Reducir la carga microbiana presente en los vegetales.
  ↻ Fijar la clorofila en los vegetales verdes.

➲ **Esterilización.** Proceso por el que los vegetales se exponen a vapor en condiciones de alta presión. Este proceso requiere de maquinaria específica, como la autoclave. Existen también vaporeras que incorporan esta funcionalidad, es decir, alcanzan temperaturas de vapor en torno a los 120 °C.
Esta técnica permite la eliminación de los microorganismos y de sus esporas. A su vez, el uso de esta técnica, una vez que el vegetal ha sido sometido a envasado, facilita el vacío y cierre hermético, impide que los alimentos se vuelvan a contaminar.

➲ **Pasteurización.** Proceso por el que el producto se somete a la acción del vapor, aplicando presión y una temperatura no superior a los 100 °C. Este proceso permite la eliminación de la carga microbiana, pero no la eliminación de sus esporas.

_____

Conservación por frío

Los métodos de conservación por frío tienen como objeto la paralización o ralentización de la actividad microbiana y metabólica, ya que se trata de productos muy susceptibles a alteraciones físicas, químicas y biológicas, con tiempos de vida útil muy cortos.

Según la temperatura aplicada, es posible diferenciar distintas técnicas:

➲ **Refrigeración.** Consiste en someter al alimento a una temperatura baja, pero siempre superior a los 0 °C. Con ello, se consigue reducir la actividad enzimática y microbiana. Las características de las hortalizas y verduras hacen que la regulación de temperatura esté entre los 4 y 8 °C. Está la posibilidad del uso de ambientes ricos en ozono, que permiten controlar la maduración.

Es importante indicar que los procesos de refrigeración deben ser controlados y establecidos según el tipo de vegetal, ya que en ocasiones una inadecuada regulación produce daños por frío.

➲ **Congelación.** Consiste en la aplicación de temperaturas bajo cero sobre el producto (en torno a -18 °C), lo cual solidifica el agua que posee. Esto hace que se detengan los procesos enzimáticos y microbiológicos, que degradan los alimentos.

De forma general, la aplicación de esta técnica de conservación requiere del previo escaldado del producto.

A su vez, este proceso se relaciona con la aplicación de técnicas de **ultracongelación,** es decir, mediante el uso del abatidor de temperaturas se somete al producto a una temperatura de hasta -40 °C, lo que minimiza la formación de cristales de hielo y la rotura de fibras. Esto permite mantener una estructura más adecuada tras su regeneración.

Conservación por secado

La aplicación de métodos de secado o deshidratación persiguen minimizar el agua disponible en el producto, lo que favorece su conservación, ya que dificultará el desarrollo microbiano. A su vez, y aunque de forma secundaria, estos procesos reducen el peso y volumen del producto, lo que facilita su almacenamiento y transporte.

La aplicación del secado de las hortalizas y verduras puede llevarse a cabo en torno a distintas técnicas:

➲ **Deshidratación.** Se trata de someter el producto a una corriente de aire, lo que propicia la transferencia de humedad desde los alimentos al aire que entran en contacto con ellos. Esto permite que se sequen.

Este proceso puede llevarse a cabo de forma natural o forzada.

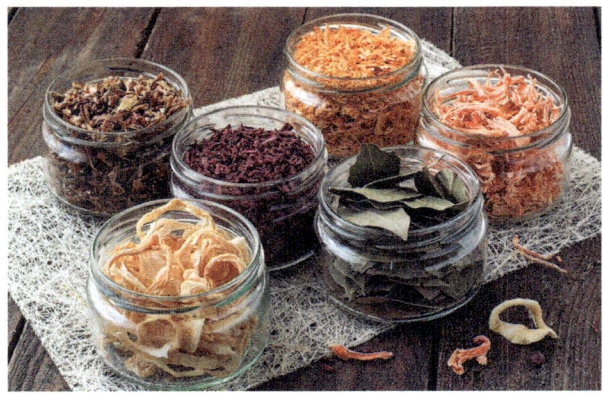

Hortalizas como la zanahoria, la calabaza, el laurel, la cebolla y la remolacha deshidratadas

⮩ **Liofilización.** Se trata de obtener la desecación de un producto partiendo de su propia congelación, eliminándose el agua mediante la sublimación del hielo en condiciones de vacío; es decir, el agua que se encuentra en fase sólida como hielo pasa a fase gaseosa como vapor de agua. Este proceso se produce directamente sin pasar por la fase líquida. Este proceso permite la obtención de producto de muy buena calidad y capacidad de rehidratación.

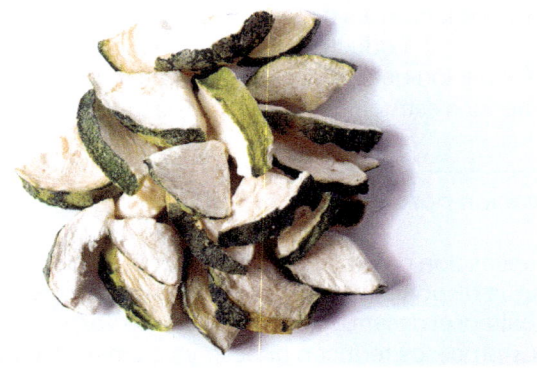

Trozos de calabacín liofilizados

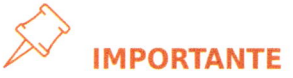 **IMPORTANTE**

En el caso de las legumbres secas, su secado se lleva a cabo de forma natural y previo al proceso de recolección.

Conservación por acción química

La conservación de las hortalizas y vegetales se puede llevar a cabo mediante la adición de productos que crean un medio inadecuado para el desarrollo de microorganismos. Dichos productos tienen un origen natural o industrial. Algunos ejemplos:

⮩ **Elementos de origen natural.** Representado por elementos que tienen un nivel de acidez elevado como, por ejemplo, el vinagre o los productos cítricos (limón o lima); productos como el cloruro sódico (sal) o los azúcares.

A su vez, el ahumado también es un elemento conservante. Es de origen natural. Minimiza el crecimiento de bacterias y hongos. A su vez, el humo evita la oxidación de las grasas.

➲ **Elementos de origen industrial.** Representado por los aditivos. Su clasificación, establecida por normativa, permite diferenciar entre antioxidantes y conservantes, entre otros.

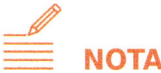

NOTA

Los conservantes artificiales (aditivos) tienen un uso, clasificación e identificación específica, reflejada por normativa.

PARA SABER MÁS

Conoce los aditivos alimentarios, entre ellos los citados como antioxidantes o conservantes accediendo desde aquí:

https://redirectoronline.com/hotr00160302

Conservación por aplicación de técnicas de envasado

Por sus características, las hortalizas, verduras y legumbres requieren de sistemas de envasado que ralenticen los procesos metabólicos de envejecimiento y oxidación, principios que se cumplen con la aplicación de técnicas de envasado al vacío y envasado en atmósfera modificada, por lo que se describen a continuación:

‣ **Envasado al vacío.** Este método de conservación permite aislar al producto envasado extrayendo a su vez el oxígeno que lo rodea. El grado de extracción llega hasta el 99 %.

Esta técnica permite controlar los procesos de oxidación, enranciamiento o degradación en general del producto envasado. Por el contrario, este proceso ejerce presión sobre el producto conservado, factor que se debe tener presente dadas las especificidades de textura y fragilidad de algunos productos vegetales.

La aplicación de la técnica de vacío facilita, a su vez, el desarrollo de las siguientes técnicas:

‣ Aromatización. Consiste en someter al producto a envasado junto con elementos aromáticos, con lo que adquiere su fragancia.
‣ Impregnación. Consiste en la sustitución del jugo del producto por los jugos aportados.
‣ Compactación. Al extraer el aire que rodea el producto, se reorganiza su estructura, que se ve compactada.
‣ Sobrecocción. Consiste en la aplicación de temperaturas bajas de cocción durante largos periodos de tiempo.

‣ **Envasado en atmósfera modificada.** Las hortalizas y verduras comercializadas en fresco tienen en la técnica de envasado al vacío su mejor opción, dado que se trata de las necesidades de conservación de un producto que, tras su recolección, continúa su desarrollo. Este desarrollo puede ser controlado hasta el consumo.

La aplicación de este proceso de conservación implica la sustitución de la atmósfera gaseosa que rodea al producto.

La selección de los gases que incluir en el envase se asocia con las necesidades de conservación perseguidas. Así, por ejemplo, el empleo de atmósferas ricas en dióxido de carbono y pobres en oxígeno facilita la conservación, manteniendo las características fisicoquímicas, organolépticas y microbiológicas.

Para las hortalizas y verduras, el uso del nitrógeno como gas sustitutivo del oxígeno permite la retención del color y los nutrientes. A su vez, minimiza el marchitado y el oscurecimiento de su parte externa.

De forma concreta se indica que, para evitar la proliferación de mohos y bacterias, será suficiente contar con una atmósfera en la que el dióxido de carbono esté presente en una concentración del 20 %.

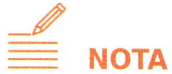

NOTA

Es habitual la mezcla de distintos gases. Por ejemplo, un envase que posee el 5 % de oxígeno, el 80 % de nitrógeno y el 15 % de dióxido de carbono puede alargar su caducidad hasta en 8 días en productos vegetales frescos.

ACTIVIDAD COMPLEMENTARIA

3. Existe una amplia gama de vegetales que, para su comercialización, requieren de la aplicación de tratamientos de elaboración y conservación. Un ejemplo es el producto amparado "pimentón de la Vera".

   Lleva a cabo una búsqueda de información sobre este u otro producto vegetal. Conocerás los métodos utilizados para su tratamiento y conservación.

---

4. Resumen

La variedad de hortalizas, verduras y legumbres es casi innumerable, al igual que las posibles exigencias relacionadas con sus necesidades de cocción. No obstante, se pueden agrupar, en torno a la técnica, medios requeridos para su ejecución o técnica aplicada. Así, se diferencia:

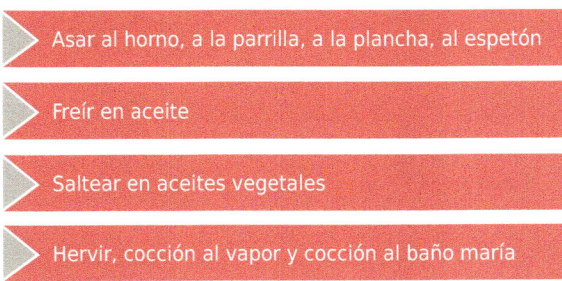

Asar al horno, a la parrilla, a la plancha, al espetón

Freír en aceite

Saltear en aceites vegetales

Hervir, cocción al vapor y cocción al baño maría

Continúa en página siguiente >>

<< Viene de página anterior

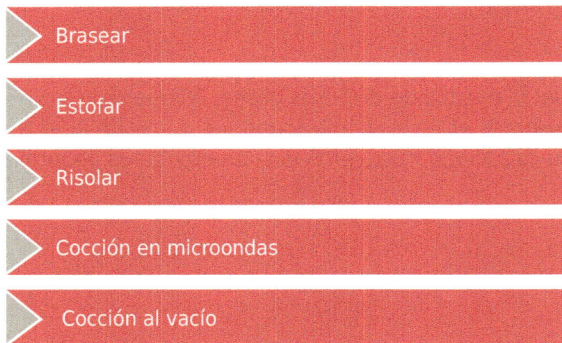

Brasear

Estofar

Risolar

Cocción en microondas

Cocción al vacío

En cada una de las técnicas de cocinado descritas, se diferencian a su vez distintos procesos, a fin de adaptar la técnica a las necesidades propias del producto que cocinar. Así, por ejemplo, en el caso de freír en aceite, se diferencia entre el cocinado sin envoltura y con envoltura. En este último caso, son ejemplos de procesos el enharinado, el rebozado o el empanado.

En relación con las técnicas asociadas a la conservación de las hortalizas, verduras y legumbres, es posible hacer una primera agrupación:

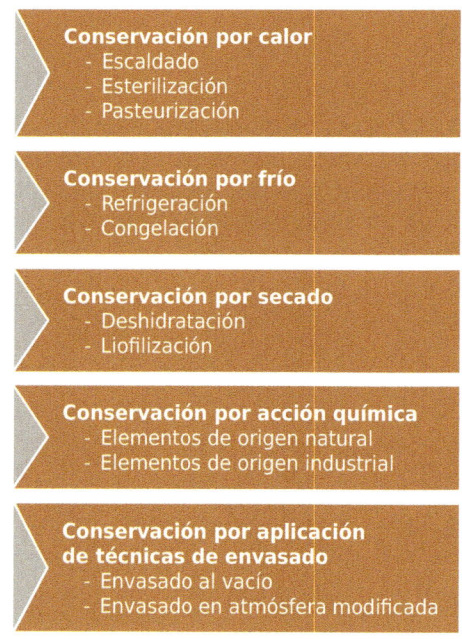

Conservación por calor
- Escaldado
- Esterilización
- Pasteurización

Conservación por frío
- Refrigeración
- Congelación

Conservación por secado
- Deshidratación
- Liofilización

Conservación por acción química
- Elementos de origen natural
- Elementos de origen industrial

Conservación por aplicación de técnicas de envasado
- Envasado al vacío
- Envasado en atmósfera modificada

Ejercicios de autoevaluación
Unidad de Aprendizaje 3

1. ¿Qué efectos tiene la aplicación de calor sobre los alimentos?

    a. Reduce la actividad microbiana.
    b. Potencia el sabor y el color.
    c. Sella los poros y ablanda las fibras.
    d. Todas las opciones son correctas.

2. Indica si las siguientes oraciones son verdaderas o falsas:

    a. La adición de sal sobre los alimentos minimiza su sabor, disminuyendo su palatabilidad.

        ■ Verdadero
        ■ Falso

    b. El uso de ácidos sobre los vegetales y hortalizas tiene un efecto antiséptico, reduciendo la población de microorganismos en el producto.

        ■ Verdadero
        ■ Falso

    c. La destrucción de los nutrientes es máxima en aquellos alimentos sometidos a refrigeración.

        ■ Verdadero
        ■ Falso

3. La técnica de cocinado a baja temperatura en la que la grasa es el elemento transmisor del calor se denomina:

    a. Freír
    b. Confitar
    c. Liofilizar
    d. Asar

4. **¿A partir de qué temperatura se desarrolla en los productos ricos en almidón la aparición de acrilamida?**

    a. A temperaturas superiores a 60 °C
    b. A temperaturas superiores a 80 °C
    c. A temperaturas superiores a 100 °C
    d. A temperaturas superiores a 120 °C

5. **El proceso y técnica de fritura con envoltura denominada enharinado requiere en su aplicación del siguiente orden:**

    a. En primer lugar, se pasará el producto por harina. Se sumergirá, a continuación, en aceite de fritura a temperatura alta (180 °C aprox.).
    b. En primer lugar, se confitará el producto en grasa vegetal para, a continuación, espolvorear y freír en aceite a alta temperatura.
    c. Se freirá el producto de forma directa. Una vez frío, pasar por rebozado.
    d. Todas las opciones son incorrectas.

6. **El uso del wok se relaciona con la técnica de cocinado denominada:**

    a. Enharinado
    b. Empanado
    c. Hervido
    d. Salteado

7. **De forma general, la cocción de hortalizas y verduras a partir de líquido frío se aplica para...**

    a. ... obtener caldos o fondos sustanciosos.
    b. ... obtener un color intenso en las verduras y hortalizas cocinadas.
    c. ... verduras y hortalizas que requieren de descongelación para su cocinado.
    d. ... verduras previamente blanqueadas.

8. **Para el remojo de los garbanzos se indica como correcto:**

   a. Pese a que no requieren de remojo, su aplicación se podrá llevar a cabo, estimándose un tiempo de 4 h como máximo para el proceso.
   b. Requiere al menos 8 h de remojo. Lo recomendable es comenzar a partir de agua templada.
   c. Guardar el agua de remojo a fin de potenciar el sabor y gusto del guiso.
   d. Partir de agua en ebullición y mantener así durante al menos dos horas.

9. **La cocción al vapor se desarrolla a partir de temperaturas en torno a:**

   a. 100 °C
   b. 140 °C
   c. 180 °C
   d. 220 °C

10. **¿Qué temperatura se indica como general en torno a los procesos de conservación en congelación?**

    a. -5 °C
    b. -10 °C
    c. -18 °C
    d. -40 °C

Elaboración de platos vegetarianos, diseño de menús y otras ofertas gastronómicas

Contenido

Objetivos

El objetivo general de esta Unidad de Aprendizaje es:

→ Describir elaboraciones culinarias a base de hortalizas, verduras y legumbres.

Los objetivos específicos de esta Unidad de Aprendizaje son:

→ Detallar ingredientes de elaboraciones culinarias vegetarianas.

→ Identificar ingredientes y técnicas de elaboración asociadas a la sustitución del huevo en las elaboraciones culinarias vegetarianas y/o veganas.

→ Dominar la utilización de los ingredientes según la finalidad que se quiera conseguir en la receta.

→ Presentar ingredientes no habituales en la cocina tradicional española, pero presentes en los hábitos alimentarios actuales.

→ Conocer tipos de aderezos.

→ Categorizar los tipos de ensaladas.

1. Introducción

Conociendo las bases o principios de la cocina vegetariana, las propiedades nutricionales y organolépticas de las hortalizas, verduras y legumbres, así como las técnicas de cocción y conservación requeridas para su mayor aprovechamiento y aseguramiento de su calidad nutricional, es posible centrarnos en la descripción de multitud de elaboraciones, teniendo como único principio el uso exclusivo de productos de origen vegetal.

Cabe recordar que las características nutricionales de las verduras, hortalizas y legumbres permiten el seguimiento de unas pautas alimentarias completas, más aún cuando se les aplica técnicas de cocinado y conservación adecuadas.

Ten presente que se podría afirmar que ningún alimento es capaz de contener todos los nutrientes en las cantidades suficientes, ni aportar las cantidades requeridas para el mantenimiento del organismo, por lo que el seguimiento de toda pauta alimentaria debe ser variada, para así permitir el aporte de los nutrientes necesarios. Esto se consigue gracias a la variedad y características de las hortalizas, verduras y legumbres, así como a la diversidad de posibles técnicas de corte, elaboración y presentación a las que pueden ser sometidas, mostrándose infinidad de elaboraciones, que pueden ser agrupadas según el tipo de producto utilizado y la técnica de cocción y procesado aplicada. En nuestro caso, dicha presentación diferencia entre: ensaladas y aderezos; sopas y cremas frías; verduras y frutas como guarnición; terrinas, *puddings* y patés vegetales; croquetas, albóndigas, hamburguesas y escalopines con cereales y legumbres; pasteles salados al horno, masas de hojaldre rellenas; y postres, como los pasteles, flanes, galletas y bombones, entre otros.

Para dar a conocer cada una de estas recetas o elaboraciones se continuará exponiendo como ejemplo las recetas llevadas a cabo y servidas en la cadena de restauración Veggie's restaurant. En todo caso son recetas en las que se integran técnicas y procesos actuales a fin de aportar un valor diferencial al recetario vegano común.

2. Ensaladas y aderezos

La cadena Veggie's restaurant ofrece una gran variedad de ensaladas, agrupadas según sus ingredientes y tipo. Así, existen las denominadas ensaladas simples, compuestas y templadas. A su vez, existe una gran variedad de platos bajo esta denominación, en las que son protagonistas las legumbres, que son aderezadas por elementos como vinagretas y zumos cítricos.

Bajo el término **ensalada** se recogen aquellas elaboraciones que, partiendo de una hortaliza o conjunto de estas, se ofrecen, aderezadas o no, siendo algunos ingredientes empleados en el aderezo los vinagres, mostazas, aceites, sales, etc.

Teniendo presente que bajo el término *hortaliza* se recoge todo tipo de plantas comestibles cultivadas en las huertas, nos podemos hacer una idea de la gran diversidad de elaboraciones posibles. Un ejemplo son las presentadas a continuación.

En cuanto a la identificación de los **aderezos,** cabe indicar que se trata del condimento elaborado a partir de distintos ingredientes y que usado para sazonar las comidas. En nuestro caso, tratándose de aderezos destinados al seguimiento de una alimentación vegana, las grasas vegetales, especias y vinagres serán elementos protagonistas.

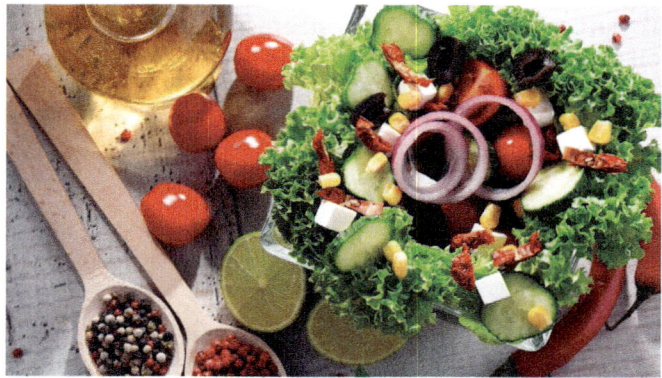

Las ensaladas, al igual que los aderezos, serán tan variadas como los ingredientes disponibles para su elaboración.

2.1. Ensaladas

Como se ha citado en la introducción, las ensaladas pueden ser clasificadas según el número de ingredientes que las componen y la temperatura de su servicio. Así es posible diferenciar entre:

- **Ensaladas simples.** Se trata de ensaladas en las que solo se incluye un ingrediente, cocinado o no, siempre frío y solo acompañado de aderezo. Puede incluir, de forma básica, ingredientes como la sal, el vinagre y el aceite.
- **Ensaladas compuestas.** Se trata de ensaladas en las que se incluyen dos o más ingredientes distintos, cocinados o no, o incluso la combinación de ambos. Siempre en frío y acompañados de aderezo.
- **Ensaladas templadas.** Se trata de ensaladas en las que al menos uno de sus ingredientes se incluye a temperatura alta, es decir, en caliente. De forma común, se trata de ensaladas compuestas que incluyen además aderezo, que también puede ser presentado a temperatura alta.

Indistintamente, se trate de ensaladas simples, compuestas y/o templadas, el ingrediente principal utilizado también puede permitir su clasificación. Como ejemplos nos podemos encontrar los siguientes tipos:

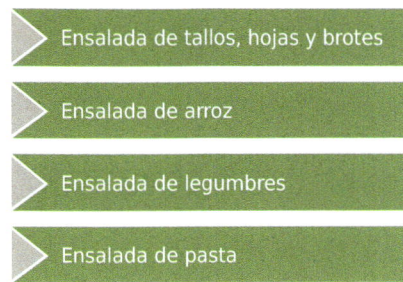

Ensalada de tallos, hojas y brotes

Ensalada de arroz

Ensalada de legumbres

Ensalada de pasta

A continuación, se muestran algunas ensaladas, en las que se puede observar la combinación de ingredientes, sus texturas y temperaturas.

RECETA

Cogollos con café
- **Ingredientes:** 4 cogollos de lechuga de 110 g,1 l de agua, 300 g azúcar, 50 g de granos de café arábica, 1 vaina de vainilla y 1 rama de regaliz.

Continúa en página siguiente >>

<< Viene de página anterior

- **Elaboración:**

  · Limpiar los cogollos, retirando las hojas no compactas.
  · Elaborar un almíbar con el agua, el azúcar, la vainilla, el regaliz y los granos de café.
  · Colocar la infusión en un Gastrovac a 50 °C y cocinar los cogollos en este jarabe durante 20 min.

- **Presentación:**

  Se cortará cada uno de los cogollos por la mitad y se pondrá el corte a la vista. Se añade sobre él parte del almíbar de cocción como elemento de aderezo.

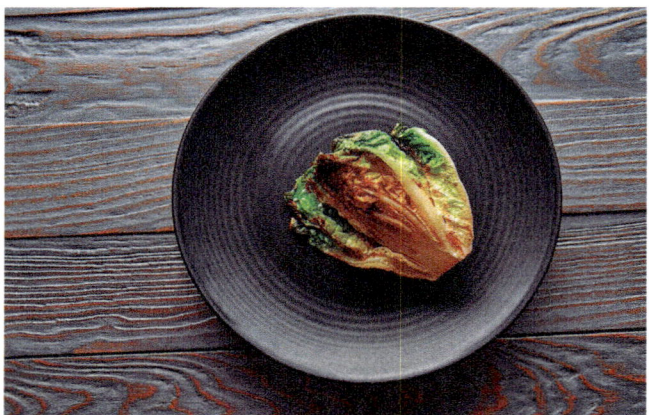

- -

 **RECETA**

Ensalada de tomate, ajo blanco y cebolla dulce
- **Ingredientes:** 200 g tomate rosa, 100 g tomate *cherry* amarillo, 100 g tomate *cherry* pera, 200 g tomate kumato, 100 g nectarina, 50 g cebolla dulce, 50 g apio y hojas de albahaca.
- **Para el ajo blanco**: 75 g miga de pan, 250 g agua, 50 g almendra cruda, 1 diente de ajo, 25 g aceite de oliva virgen extra, 15 g vinagre de jerez y sal.

Continúa en página siguiente >>

<< Viene de página anterior

- **Elaboración:**

  - Lavar y cortar en pequeños gajos cada una de las piezas de tomate.
  - Cortar en dados la nectarina y marcar en sartén con un poco de aceite de oliva virgen extra.
  - Pelar y cortar la cebolla negra en tiras muy finas (juliana).
  - Lavar, pelar y cortar en dados el apio. Reservar en agua fría.
  - Deshojar y lavar la albahaca, reservando en papel con hielo para que estén tersas.
  - Realizar el ajo blanco, para lo que se pondrá el pan junto con el agua. Se deja remojar unos minutos. A continuación, turbinar junto con el resto de los ingredientes, a excepción del aceite de oliva, que se añadirá al final en forma de hilo a fin de obtener su emulsión.

- **Presentación:**

  Sobre el plato tipo sopero se incluirán cada uno de los productos previamente cortados. Se dispondrán de forma armoniosa, permitiendo diferenciar los distintos ingredientes, incluidas las hojas de albahaca. A continuación, se servirá el ajoblanco a la vista del cliente, sirviendo como aderezo de esta elaboración.

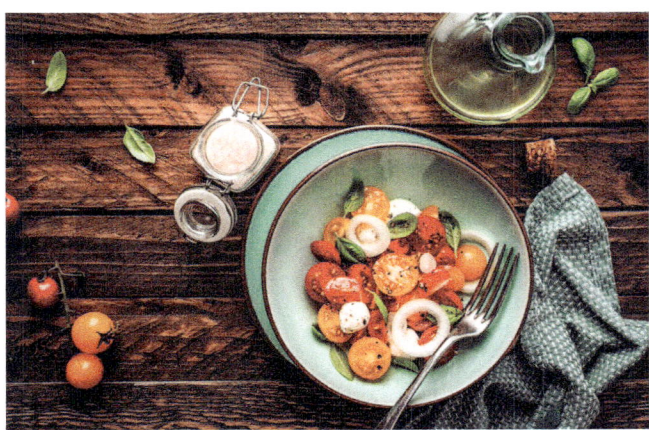

RECETA

Ensalada templada de rúcula, higos, tofu y nueces pecanas tostadas

- **Ingredientes:** 250 g rúcula, 300 g higo, 350 g tofu, 150 g nueces pecanas, 70 g azúcar, 30 ml soja, aceite de oliva virgen extra, sal y vinagre de jerez.
- **Elaboración:**

  - Lavar y escurrir la rúcula. Reservar en refrigeración bajo un paño húmedo.
  - Lavar y cortar los higos en forma de dientes de ajo, dejándole la piel.
  - Cortar el tofu en dados y macerar en la soja. Tras 15 min, escurrir y marcar en sartén junto con un poco de aceite de oliva virgen extra. Una vez retirados los dados, añadir la soja a la sartén y desglasar, aprovechando el jugo obtenido para potenciar la vinagreta.
  - Hacer un caramelo con el azúcar y garrapiñar las nueces pecanas. Extender y dejar enfriar.
  - Sobre el jugo obtenido del desglasado, añadir en forma de hilo aceite de oliva virgen extra a fin de obtener una emulsión. Se añade además vinagre y sal, con lo que se obtiene una vinagreta que se incluye con el resto.

- **Presentación:**

  Disponer la rúcula como base y adicionar el resto de los ingredientes, teniendo presente que el tofu debe servirse en caliente, recién salteado, presentando un bonito color dorado. Tener presente que la vinagreta se adicionará a la vista de cliente.

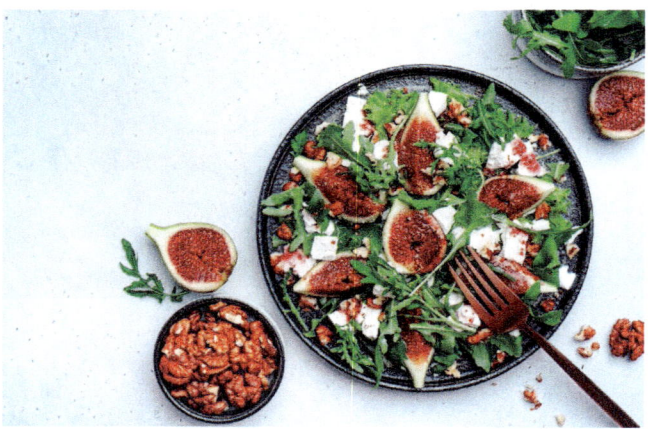

RECETA

Ensalada de lentejas peladas, granada, remolacha, *kumquat* y cebolla morada

- **Ingredientes:** 500 g lentejas naranjas, rojas o amarillas (comercializadas sin piel), 200 g granos de granada fresca, 500 g remolacha, 150 g *kumquat,* 50 g cebolla morada, perejil, comino, sal, pimienta, aceite de oliva virgen extra y jugo de *kumquat.*
- **Elaboración:**

  · Lavar las lentejas y cocer en agua con sal. Tener presente que este tipo de lenteja tiene un periodo de cocción muy corto, de entre 20 y 25 min. Eliminar el agua de cocción y reservar en refrigeración hasta su uso.
  · Lavar la remolacha y cocer en horno. Pinchar con una aguja para obtener su punto de cocción. Dejar enfriar, pelar y cortar en dados.
  · Pelar y desgranar la granada.
  · Lavar y cortar el *kumquat* en pequeños discos muy finos. Reservar los extremos, así como las partes del *kumquat* más maduras para extraer su jugo.
  · Pelar la cebolla y cortar en juliana muy fina. Introducir la cebolla cortada en agua con hielo, lo que ayuda a eliminar parte de su sabor picante y transmitir textura crujiente.
  · Picar perejil.

- **Presentación:**

  En un bol, añadir cada uno de los ingredientes y mezclar, aliñando con las especies, el aceite y el jugo de *kumquat* obtenido.
  Servir, teniendo presente que se tendrá que haber reservado parte de los ingredientes para adicionar y disponer a fin de realzar su vistosidad.

Continúa en página siguiente >>

<< Viene de página anterior

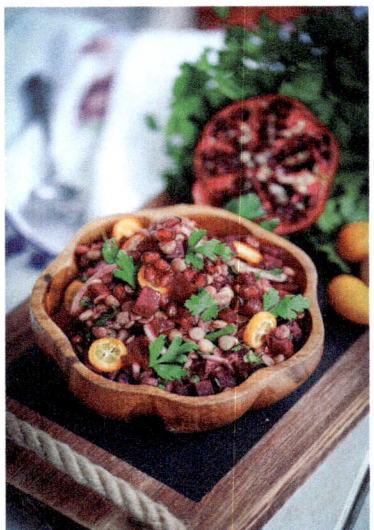

RECETA

Ensalada de arroz con tofu marinado, semillas de sésamo, cebolleta verde fresca y chile

- **Ingredientes:** 400 g arroz integral grano largo, 400 g tofu, 125 ml salsa de soja, 100 g tallos cebolleta verde fresca, 15 g semillas de sésamo, 100 g chalota, 80 g azúcar de caña y aceite de oliva virgen extra.
- **Elaboración:**

  · En una marmita con abundante agua en ebullición (adicionar 15 g sal por litro de agua), añadir el arroz. Cocer durante unos 12 minutos aproximadamente, refrescar y reservar.
  · Cortar el tofu en dados y marinar durante unos 20 minutos, añadiendo la salsa de soja. Retirar de la salsa y marcar en sotel, añadiendo un poco de aceite de oliva virgen extra y la chalota cortada en *brunoise* (dados muy pequeños). Retirar el tofu salteado y chalota. Desglasar.
  · En un sotel o en un wok a fuego añadir las semillas de sésamo y tostar. Añadir el azúcar, hasta conseguir que se caramelice. A continuación, añadir

Continúa en página siguiente >>

<< Viene de página anterior

el jugo desglasado, el tofu y chalota cocinada, que se volverá a saltear para que adquiera un bonito dorado, recordando al lacado tradicional.
· Cortar los tallos de la cebolleta y reservar.

· **Presentación:**

En un bol, mezclar cada una de las preparaciones, dejando para poner en la superficie parte a fin de realzar la vistosidad de la preparación. Adicionar con los tallos de cebolleta y parte del jugo obtenido del salteado (este es el elemento utilizado como aderezo).

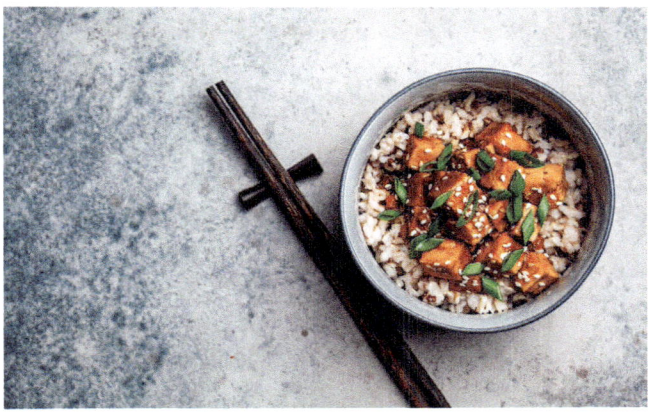

RECETA

Ensalada de bulgur con menta, verduras y limón
· **Ingredientes:** 300 g bulgur, 660 ml agua, 100 g cebolla dulce, 100 g pimiento rojo lamuyo, 100 g pimiento verde lamuyo, 200 g tomate *cherry*, Hojas de menta fresca, aceite de oliva virgen extra y 1 limón.
· **Elaboración:**

· Enjuagar el bulgur bajo un chorro de agua, para eliminar parte de su almidón.
· Extender el bulgur sobre una bandeja de horno y tostar, asegurando aportar un bonito de color dorado al producto. Esto le dará a la preparación

Continúa en página siguiente >>

[143]

<< Viene de página anterior

final un aroma y un sabor característicos, así como una mayor intensidad en su color.
· En una marmita adecuada poner el bulgur, junto con el agua adicionada con una pizca de sal. Poner a fuego fuerte hasta obtener el primer hervor. A continuación, poner a fuego medio-bajo, dejando cocer tapado durante unos 15 min. Una vez cocido, retirar del fuego y dejar que se enfríe. Remover para evitar que se forme un bloque, que queden los granos sueltos.
· Lavar y pelar los pimientos. Cortar en pequeños dados.
· Deshojar la menta y reservar.
· Cortar la cebolla en *brunoise* y sofreír con un poco de aceite de oliva.
· Lavar y cortar los tomates en pequeños gajos.
· Cortar algunas hojas de menta en tiras muy finas.
· En un bol añadir el bulgur cocido y la cebolla pochada. Mezclar bien, añadiendo unas gotas de limón.
· Añadir el resto de los ingredientes y mezclar. Sazonar.

· **Presentación:**

Servir en pequeños boles añadiendo en su superficie algunas hojas de menta reservadas, así como gotas de limón, siendo este el aliño que lo caracteriza.

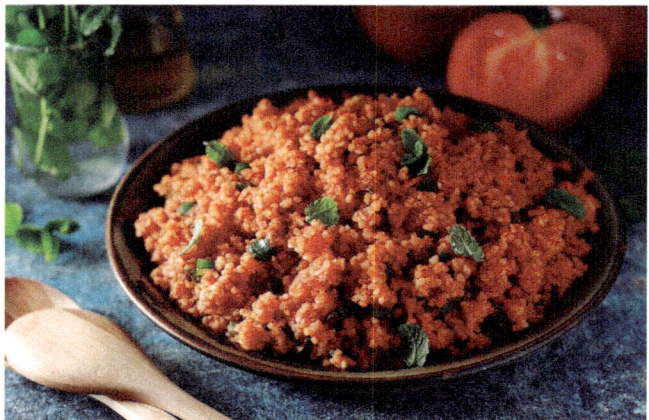

El bulgur puede ser sustituido por otros ingredientes como la quinoa, el mijo o incluso el sarraceno. Hay que considerar las características de prelavado, hidratación y cocinado de cada uno de estos productos para su correcta elaboración.

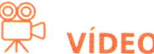 **VÍDEO**

Puedes visualizar un vídeo, en el que se ofrece una explicación de distintas semillas y especias, aplicando técnicas innovadoras como el suflado, el tostado, el caramelizado, etc., ingredientes que pueden ser utilizados como elementos que aportan un valor añadido a la receta. Para verlo accede desde aquí:

https://redirectoronline.com/hotr00160401

2.2. Aderezos

Se trata de elaboraciones más o menos líquidas, emulsionadas o no, cuya finalidad es aportar y/o potenciar el sabor de las comidas o elaboraciones en las que se incluye.

Como aderezo básico, se describe la vinagreta, la cual puede incorporar, además de los ingredientes básicos (vinagre, aceite y sal), infinidad de ingredientes. Estos dan normalmente nombre a la elaboración, como por ejemplo: vinagreta de frutos rojos, vinagreta de mango, vinagreta de mostaza, etc. No obstante, bajo el término *aderezo* se engloban salsas cuya finalidad es complementar o potenciar el sabor. En muchos casos son salsas con nombre propio, que también se describirán a continuación.

 **RECETA**

Vinagreta básica
* **Ingredientes:** 100 ml de aceite de oliva virgen extra, 30 ml vinagre o zumo de limón y sal.

Continúa en página siguiente >>

<< Viene de página anterior

- **Elaboración:**

  · En un bol, añadir el vinagre o el zumo de limón junto con la sal.
  · Ir añadiendo el aceite sobre la mezcla anterior en forma de hilo, moviendo en todo momento con una varilla para que se propicie la mezcla y la emulsión.

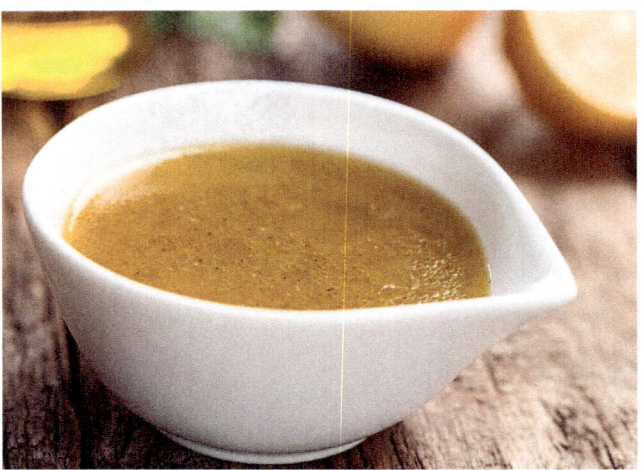

- -

 **RECETA**

Chimichurri
- **Ingredientes:** 8 dientes de ajo, 4 cucharadas de orégano, 2 cucharadas de comino, 2 cucharadas de pimentón dulce, 250 ml vinagre, 2 cucharadas de pimentón picante, 2 cucharadas de tomillo, 6 cucharadas de perejil picado, 250 ml aceite de oliva virgen extra y sal.
- **Elaboración:**

  · En un sotel, tostar el pimentón dulce y picante, el comino, el orégano y el tomillo. Esto permitirá aportar mayor sabor y aroma.
  · Retirar del fuego y poner en un mortero, en el que además se incluirá el ajo pelado. Machacar hasta obtener una textura cremosa. Añadir el vinagre

Continúa en página siguiente >>

<< Viene de página anterior

y el perejil fresco finamente picado. Mezclar y añadir a continuación el aceite de oliva virgen extra.

· Mover enérgicamente para conseguir una pequeña emulsión del preparado.

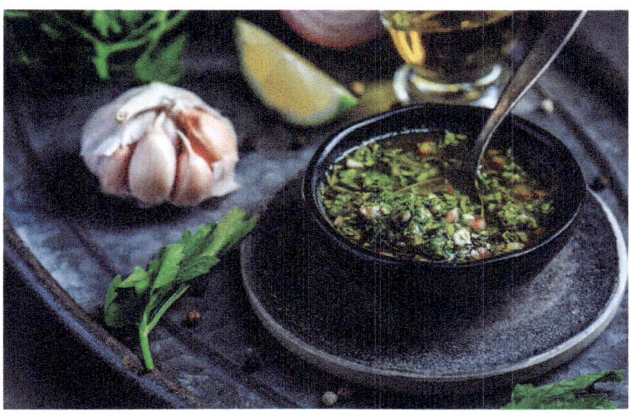

RECETA

Mojo verde

· **Ingredientes:** 400 g cilantro, 3 dientes de ajo, 10 g comino molido, 100 g aceite de oliva virgen extra, 15 g vinagre, 3 g pimienta cayena molida y sal.

· **Elaboración:**

  · En un vaso triturador incluir el cilantro deshojado, los tres dientes de ajo, el comino, la cayena, el vinagre y la sal.
  · Incluir unos 20 ml de aceite de oliva a la mezcla anterior.
  · Moler hasta obtener una pasta, a la que se añadirá el resto de aceite en forma de hilo para propiciar su emulsión.
  · Emulsionar y reservar hasta su uso.

Continúa en página siguiente >>

<< Viene de página anterior

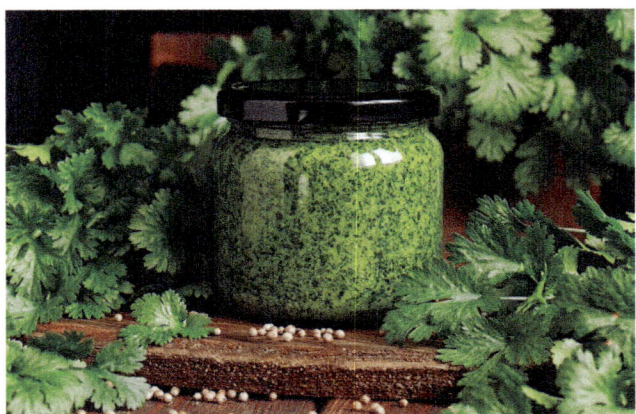

 **RECETA**

Guacamole
* **Ingredientes:** 500 g aguacate, 150 g tomate, 75 g cebolleta, 20 ml lima o limón, sal, un pimiento jalapeño y hojas de cilantro fresco.
* **Elaboración:**

  · Retirar la piel y el hueso del aguacate y poner en un cuenco.
  · Lavar y cortar el tomate en dados. Previamente eliminar sus pepitas o semillas.
  · Cortar la cebolleta y el cilantro en *brunoise.*
  · Con la ayuda de la mano de mortero o mazo, aplastar el aguacate, añadiendo unas gotas de lima o limón. A continuación, ir añadiendo el resto de los ingredientes previamente cortados.
  · Obtenida una pasta más o menos regular, probar, salpimentar y adicionar de lima o limón, añadiendo en caso necesario pimiento jalapeño finamente picado, lo que le aportará una intensidad característica.

Continúa en página siguiente >>

<< Viene de página anterior

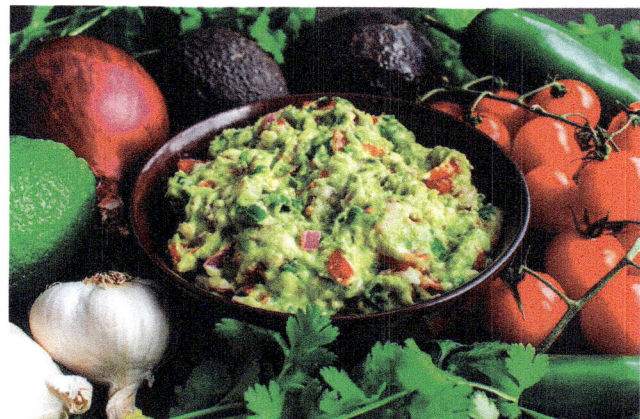

 **RECETA**

Romesco
- **Ingredientes:** 1.000 g tomate rama, 70 g ajo morado, 4 ñoras, 30 g pan, Aceite de oliva virgen extra, 50 g almendra cruda, 30 g de avellanas, vinagre, sal y pimienta.
- **Elaboración:**

  · Lavar los tomates, eliminar el tallo y untar con aceite de oliva virgen extra. Poner en una bandeja junto con los ajos morados (cabeza entera, sin pelar). Asar durante unos 40 min a 180 °C.
  · Hidratar las ñoras en agua y extraer su pulpa. Reservar.
  · Poner aceite en un sotel y proceder a freír las almendras, las avellanas y el pan.
  · Poner en un vaso triturador los tomates y los ajos asados (limpios de piel y tallo). Añadir el pan, la almendra, las avellanas fritas y la carne de las ñoras. Salpimentar.
  · Turbinar, adicionando unas gotas de vinagre y el aceite de oliva en forma de hilo, lo que facilitará la emulsión de la salsa.

Continúa en página siguiente >>

<< Viene de página anterior

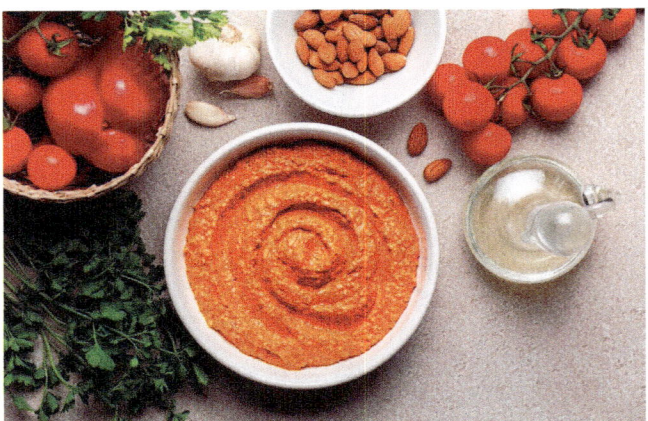

 RECETA

Tahini
- **Ingredientes:** 70 g semillas de sésamo (ajonjolí), 100 g aceite de oliva virgen extra y sal.
- **Elaboración:**

  · Tostar las semillas de sésamo, para lo cual se extenderá sobre un sotel que se pondrá a fuego. Sin dejar de mover, asegurarse de que adquiere el todo dorado característico.
  · Introducir las semillas tostadas en un recipiente batidor junto con una pizca de sal. Añadir el aceite de oliva en forma de hilo, sin dejar de turbinar, hasta obtener la emulsión característica.

Continúa en página siguiente >>

<< *Viene de página anterior*

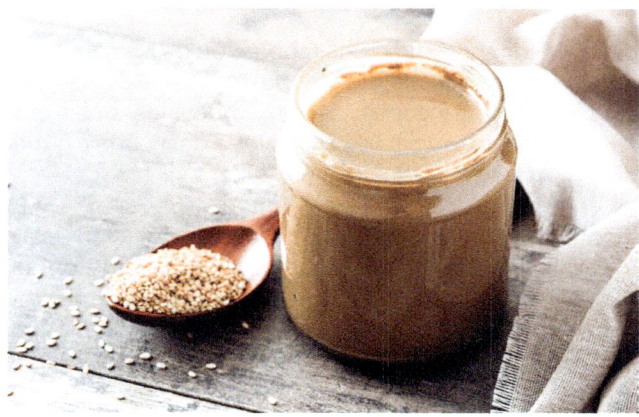

A la vinagreta básica es posible añadirle todo tipo de condimentos o ingredientes como mostazas, encurtidos, hierbas aromáticas, frutos secos, semillas y especias, liliáceas como el ajo, la cebolla o cebolleta, el puerro o el cebollino, e ingredientes como el pimiento, las frutas, la miel de caña de azúcar y las jaleas.

3. Sopas y cremas frías en el restaurante

☞ **HILO CONDUCTOR**

De entre todas las sopas y cremas comercializadas por la cadena Veggie's restaurant, el gazpacho andaluz es la sopa fría más demandada, reconociéndole unos beneficios nutricionales y características organolépticas, excepcionales. A su vez, se trata de una sopa que cumple con cada uno de los principios de la cocina vegetariana y vegana, no requiere ningún tipo de adaptación.

El término *sopa* hace referencia a toda elaboración alimentaria líquida, más o menos untuosa y sabrosa, a la que se puede adicionar pasta, arroz, rebanadas o trozos de pan, verduras, etc., elementos que habitualmente facilitan su identificación (Ejemplo: sopa de tomate, sopa de calabacín, sopa de ajo, etc.). Al igual que pasa con los aderezos, la tradición y la divulgación hacen que algunas sopas lleguen hasta nosotros con nombre propio como, por ejemplo, las sopas cachorreñas, el ajo blanco y el gazpacho andaluz.

Los procesos asociados a la elaboración de las sopas, así como las peculiaridades propias resultantes del proceso de elaboración, permiten diferenciar a su vez entre sopas, cremas, consomés, potajes, etc., elaboraciones que sin duda tienen cabida en la oferta destinada a cubrir las exigencias de consumo asociadas a la cocina vegetariana.

A continuación, se llevará a cabo una presentación de algunas de estas sopas y cremas frías, sin olvidar la riqueza de otras elaboraciones como los potajes. Es característico, en este último caso, la presencia de legumbres, ingrediente fundamental en torno al seguimiento de unas pautas alimentarias vegetarianas, dado su gran aporte en proteínas y demás nutrientes en general.

 RECETA

Sopas cachorreñas
* **Ingredientes:** 1.200 ml de agua, 600 g naranjas sanguíneas, 100 g pan, 4 dientes de ajo, 200 g tomate pera maduro, 10 g comino, 10 g pimentón dulce, 10 ml vinagre de jerez, aceite de oliva virgen extra y sal.
* **Elaboración:**

  · En una marmita, poner el agua a hervir, añadiendo una pizca de sal, los dientes de ajo pelados, la peladura (solo la parte naranja, evitar la parte blanca) de una naranja y el tomate (entero, sin pelar). Cocer durante unos 10 min a fuego medio.
  · Retirar del caldo de cocción los tomates, los ajos y la piel de naranja.
  · Desechar la piel de la naranja y pelar el tomate.
  · Tostar o freír el pan, previamente cortado en pequeños dados.
  · En un mortero o vaso de túrmix poner parte del pan, el tomate, los dientes de ajo, el comino, el pimentón, el vinagre y un poco de aceite de oliva virgen extra.
  · La pasta obtenida debe ser incluida en el caldo. Dar calor para que el caldo coja su untuosidad y textura característica. Retirar del fuego.
  · Hacer zumo con las naranjas y añadir al caldo, anteriormente retirado del fuego.
  · Rectificar de sal y servir, acompañado del resto de pan tostado o frito (picatostes).

Continúa en página siguiente >>

<< Viene de página anterior

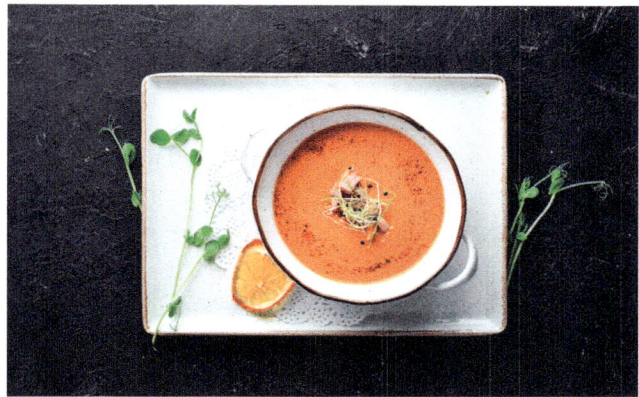

Para potenciar el sabor de esta sopa, es posible añadir en su servicio ralladura de la piel de la naranja, así como algún brote o semilla. Se servirá templada.

 RECETA

Gazpacho andaluz

- **Ingredientes:** 1.000 g de tomate tipo pera rojo maduro, 100 ml aceite de oliva virgen extra, 30 ml vinagre de vino blanco, 1 diente de ajo, 30 g cebolleta, 30 g pimiento verde, 100 g pan blanco, 50 g pepino, sal y agua.
- **Elaboración:**

  · Lavar cada una de las verduras, cortarlas *grosso modo* y meterlas en un vaso de batidora o túrmix (hay que tener presente que es necesario pelar el pepino, para evitar su amargor).
  · Batir hasta obtener una mezcla homogénea. Colar con un chino o colador.
  · Poner nuevamente en el batidor y añadir el pan blanco, el vinagre y la sal.
  · Batir y añadir el aceite de oliva virgen extra en forma de hilo. Esto propiciará su emulsión. Añadir agua muy fría hasta obtener la textura deseada.
  · Probar y rectificar de sal y vinagre.

Continúa en página siguiente >>

<< Viene de página anterior

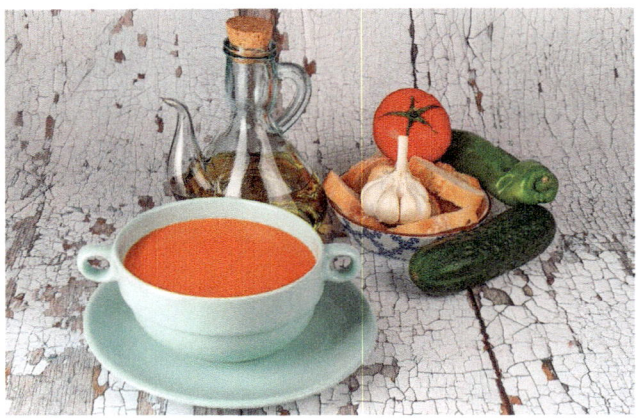

Esta sopa suele ser acompañada de guarnición. Está representada por pequeños dados de tomate, pimiento verde, pepino y pan blanco fresco.

 SABÍAS QUE...

Bajo la denominación de gazpacho andaluz y sustituyendo parte del tomate por otros ingredientes como las cerezas o el mango, se obtienen elaboraciones singulares, que toman el nombre del ingrediente incorporado. Por ejemplo, gazpacho de cerezas.

https://redirectoronline.com/hotr00160402

 **RECETA**

Ajo blanco

* **Ingredientes:** 250 g de almendra cruda sin piel o habas secas, 1 diente de ajo, 150 g miga de pan blanco, 1 l de agua muy fría, 100 ml aceite de oliva virgen extra, 30 ml vinagre blanco y sal.
* **Elaboración:**

  · En un vaso batidor o túrmix añadir todos los ingredientes, exceptuando el aceite de oliva virgen extra. Turbinar hasta obtener una sopa blanca muy fina. Pasar por chino o colador.
  · Volver a meter el líquido obtenido en el vaso batidor o túrmix e incorporar el aceite de oliva virgen extra, en forma de hilo y sin dejar de batir. Esto facilitará una ligera emulsión.
  · Rectificar de sal y vinagre. Conservar en refrigeración hasta el momento de uso.

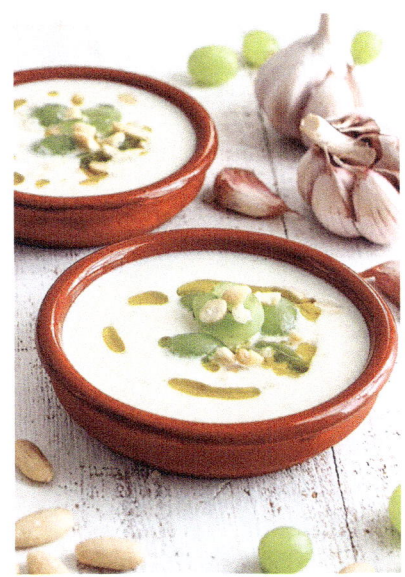

Esta sopa suele ser adicionada de elementos de guarnición para su servicio. Es común el uso de melón, uvas, mango...

Existen fórmulas que sustituyen parte del agua por zumo de uva (mosto), lo que aporta un sabor muy característico.

RECETA

Sopa fría de manzana y apio

- **Ingredientes:** 800 g de manzana Golden o Fuji, 400 g apio, 1 diente de ajo, 1 l de agua fría, 20 ml vinagre de sidra, 40 ml aceite de oliva virgen extra, 150 g avellanas, 75 g azúcar moreno, sal y pimienta.
- **Elaboración:**

  - En un vaso batidor o túrmix se introduce el agua muy fría y se añade la manzana pelada y sin pepitas, el apio y el diente de ajo. Se turbina hasta obtener un líquido homogéneo, que será pasado por un chino o tamiz.
  - Incorporar el caldo obtenido nuevamente al vaso batidor. Batiendo a la máxima velocidad, se añadirá el vinagre de sidra, la sal y el aceite de oliva virgen extra. Probar y rectificar de sal y vinagre.
  - En un sotel, incluir las avellanas previamente troceadas y el azúcar, hasta que caramelicen. Mover para garrapiñar. Dejar enfriar.
  - Servir la sopa acompañando como guarnición de las avellanas garrapiñadas.

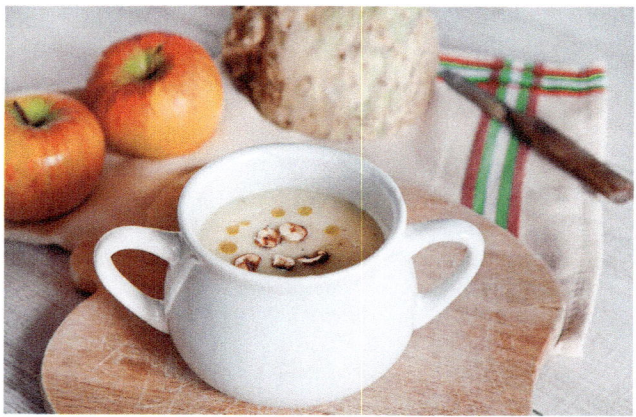

Es posible reservar parte de los ingredientes (manzana y apio) y, tras cortarlos muy finos y secarlos al horno, se pueden añadir como parte de la guarnición. Esto potenciará el sabor de la preparación, a la vez que aportará distintas texturas.

 RECETA

Sopa de melón y coco

- **Ingredientes:** 1.200 g de melón, sin piel ni pepitas, 500 ml bebida de coco, 30 ml aceite de oliva virgen extra y menta o hierbabuena.
- **Elaboración:**

  · En un vaso batidor o túrmix se incluirá el melón, la bebida de coco y unas hojas de menta o hierbabuena. Turbinar y colar con un chino o un colador, hasta obtener una sopa fina.
  · Volver a incluir la sopa obtenida en el vaso batidor y añadir en forma de hilo en aceite de oliva, a fin de obtener una ligera emulsión.
  · Probar y rectificar. Puede ser necesario incluir elementos como sal, azúcares o incluso agua, para aportar más ligereza a la sopa.
  · Servir muy fría.

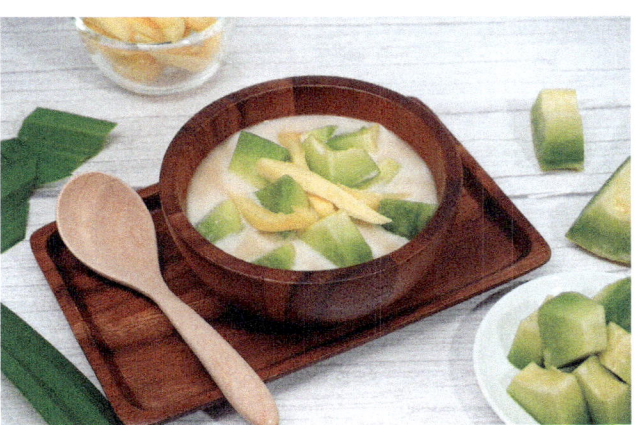

El servicio de la sopa puede incluir como guarnición, dados de melón, virutas de coco, etc.

RECETA

Crema de aguacate y pepino

- **Ingredientes:** 400 g de aguacate limpio, sin piel ni hueso, 400 g pepino, 1 diente de ajo, cilantro fresco, sal, pimienta y jugo de limón, 30 ml aceite de oliva virgen extra y agua muy fría.
- **Elaboración:**

  · En un vaso batidor o túrmix se incluirá el aguacate, el pepino, el diente de ajo y unas hojas de cilantro fresco. Incluir además unos 100 ml de agua muy fría y unas gotas de limón. Turbinar y colar con chino o colador hasta para obtener una crema muy fina.
  · Volver a incluir la crema obtenida en el vaso batidor y añadir en forma de hilo en aceite de oliva, a fin de obtener una ligera emulsión.
  · Probar y rectificar. Puede ser necesario incluir elementos como sal, pimienta, jugo de limón o incluso agua para aportar más ligereza a la sopa.
  · Servir muy fría.

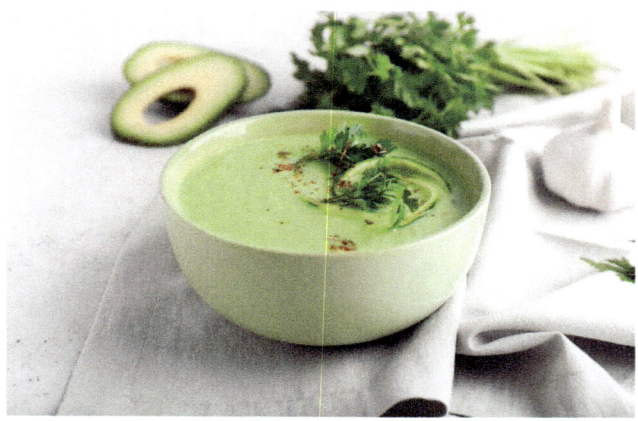

RECETA

Crema *vichyssoise*

- **Ingredientes:** 500 g de puerros, 500 g de patata, 70 g aceite de oliva virgen extra, 1 l de caldo de verduras, sal y pimienta.

Continúa en página siguiente >>

<< Viene de página anterior

- **Elaboración:**

  · Limpiar los puerros y cortar en *mirepoix.*
  · Lavar, pelar y cortar en gajos la patata.
  · En una marmita, añadir el aceite de oliva, el puerro y la patata. Marcar. Añadir sal y pimienta y verter el caldo de verduras. Tapar y dejar cocer.
  · Turbinar y pasar por chino o colador.
  · Probar y rectificar de sabor y textura.

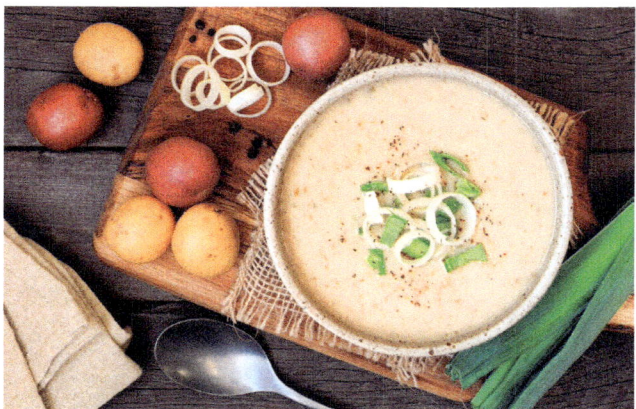

Esta elaboración puede ser servida fría o caliente. Como guarnición, puede incluir picatostes o crujiente de puerro y patata.

4. Verduras y frutas como guarnición

☞ HILO CONDUCTOR

De entre todas las sopas y cremas comercializadas por la cadena Veggie's restaurant, el gazpacho andaluz es la sopa fría más demandada. Se le reconoce unos beneficios nutricionales y unas características organolépticas excepcionales. A su vez, se trata de una sopa que cumple con cada uno de los principios de la cocina vegetariana y vegana, no requiere de ningún tipo de adaptación.

La guarnición es el complemento utilizado para complementar una elaboración principal a fin de aportar unas características organolépticas y nutricionales excepcionales. Su presentación atiende a infinidad de posibles métodos, que pueden diferenciarse entre: guarniciones frías o calientes, según su temperatura de servicio; guarniciones simples o compuestas, en base al número de elementos que incorporan; guarniciones con base de pasta, arroz, legumbres...; guarniciones crujientes, en forma de puré, gratinadas, etc. También pueden ser clasificadas según la técnica de cocción empleada (fritas, al vapor, asadas, etc.), o incluso identificadas por su nombre, como por ejemplo arroz pilaf o la alboronía.

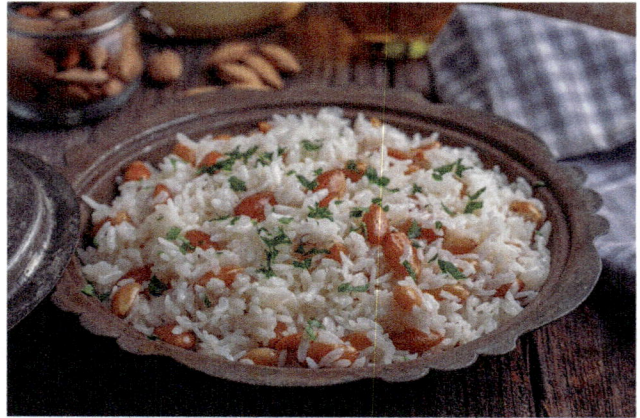

Presentación de arroz pilaf con almendras, una de las guarniciones más versátiles y utilizadas, por sus características nutricionales.

4.1. Importancia de la guarnición como parte del menú y oferta gastronómica

En la cocina vegetariana, la guarnición adquiere un protagonismo especial, según los requerimientos nutricionales de este tipo de cocina, aportando un mayor porcentaje de fibra. Añade vitaminas y minerales, brinda saciedad e incluso reduce el índice glucémico del conjunto servido. Un claro ejemplo se relaciona con la mayor asimilación de aminoácidos esenciales en torno a la combinación de distintos ingredientes, como por ejemplo las legumbres con el arroz. Este último puede ser servido como guarnición del guiso.

Las verduras son uno de los principales ingredientes presentes en la elaboración de guarniciones, no solo según el tipo de verduras utilizadas, sino también en torno a la diversidad de técnicas de elaboración a las que se pueden someter. A su vez, se trata de una materia prima asequible, sobre todo si se usan en temporada.

La elección de una u otra guarnición tiene especial interés en torno a la presentación y confección de los menús y de otras ofertas culinarias. Algunas premisas que tener presentes:

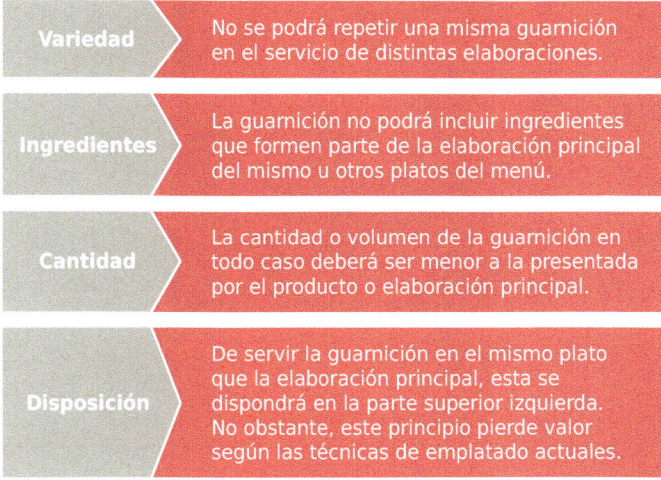

Variedad — No se podrá repetir una misma guarnición en el servicio de distintas elaboraciones.

Ingredientes — La guarnición no podrá incluir ingredientes que formen parte de la elaboración principal del mismo u otros platos del menú.

Cantidad — La cantidad o volumen de la guarnición en todo caso deberá ser menor a la presentada por el producto o elaboración principal.

Disposición — De servir la guarnición en el mismo plato que la elaboración principal, esta se dispondrá en la parte superior izquierda. No obstante, este principio pierde valor según las técnicas de emplatado actuales.

4.2. Composición y elaboración de guarniciones

Partiendo de un mismo ingrediente, aplicándole distintos cortes o tratamientos de cocción, se dan por sí solo una gran variedad de guarniciones. Un claro ejemplo al respecto son las patatas, uno de los elementos más versátiles. Este producto permite una gran variedad desde su presentación, a base de cortes como patatas paja, cerilla, bastón, española, onduladas, dados, diente de ajo, rodaja, chip, puente nuevo o rejilla. Puede presentarse como puré, entera, pelada o no, etc. Un claro ejemplo de esto último son las patatas arrugadas.

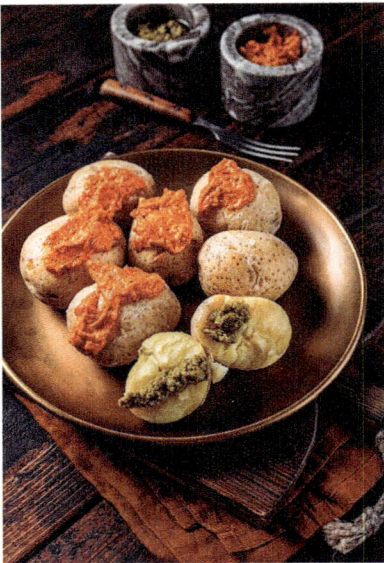

*Patatas arrugadas
con distintos mojos
(rojo y verde)*

 ACTIVIDAD COMPLEMENTARIA

4. Ya sabes los ingredientes y métodos de elaboración de la salsa mojo verde, una de las más significativas de la cocina canaria, junto con el mojo rojo.

Lleva a cabo una búsqueda de información sobre los ingredientes y métodos de elaboración del mojo rojo, así como de sus características organolépticas.

Otros productos vegetales como las berenjenas, los calabacines, los champiñones, las alcachofas y los tomates, entre otros, también son muy recurrentes en la elaboración de guarniciones. Se pueden presentar cortados, enharinados y fritos; vaciados y rellenos; asados enteros; cortados en forma de *carpaccio,* etc.

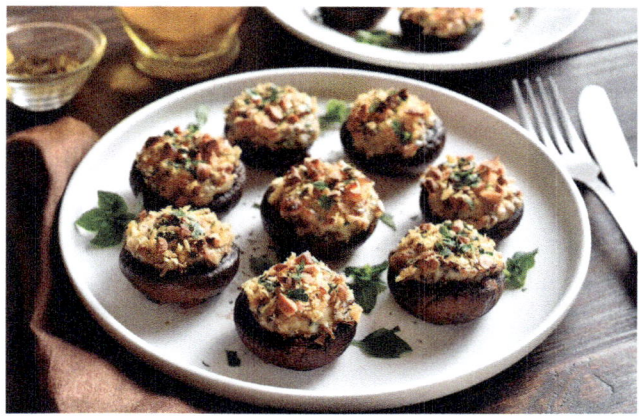

Champiñones rellenos con verduras, tofu marinado y frutos secos.

Las hortalizas o verduras de hoja también son fuente de expiración para la elaboración de guarniciones, aportan frescura y vivacidad al plato. Se trata de una guarnición muy recurrente en torno al servicio de elaboraciones más copiosas o grasas, como pueden ser los platos de fritura (berenjenas, calabacín, dados de tofu, etc.).

Las guarniciones a base de legumbres y algas también son una opción, aportando un alto porcentaje de proteínas al conjunto servido dadas sus características.

También cabe destacar el uso como guarniciones a base de ramilletes de coliflor, brócoli, menestras de verduras, etc., todo ello cocinado al vapor, permitiendo así conservar el mayor porcentaje de vitaminas y minerales.

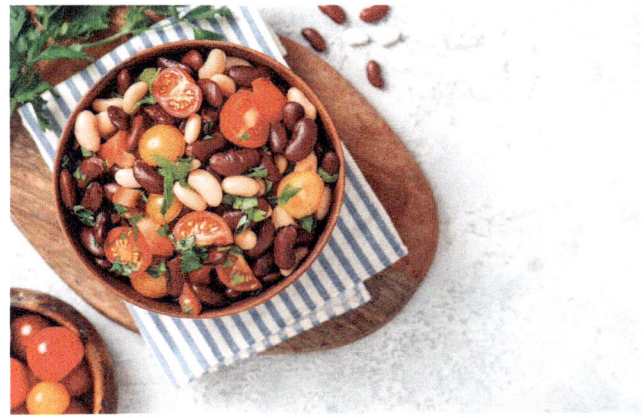

Guarnición a base de legumbres variadas, tomates cherry y hierbas aromáticas

Dada la diversidad de posibles elaboraciones que se pueden servir como guarnición, a continuación se apuesta por aquellas que no incluyan ningún ingrediente que infiera en el seguimiento de una cocina vegetariana o propicie la pérdida excesiva de los nutrientes o características organolépticas de los ingredientes que la componen.

RECETA

Mijo con verduras
- **Ingredientes:** 500 g de mijo, 1.250 ml caldo de verduras, 200 g tomate *cherry*, 200 g espárrago verde, 100 g calabacín, menta, sal y pimienta.
- **Elaboración:**

  - Para cocer el mijo, en primer lugar será necesario lavarlo, para lo cual nos ayudamos de un colador y bajo un chorro de agua.
  - Dejar escurrir y secar.
  - Incluir en un sotel o marmita y poner a fuego, moviendo constantemente para conseguir potenciar el aroma del mijo, que recordará a nuez.
  - A continuación, incorporar el caldo de verduras y cocer durante aproximadamente 20 min.
  - Asegurarse de que el grano está tierno (se puede incorporar más caldo en caso necesario). Reservar.
  - Cortar los tomates por la mitad y marcar en una sartén.
  - Cortar los espárragos. Marcar y cocinar a fuego.
  - Cortar el calabacín en pequeños dados y saltear.
  - Incorporar al mijo cocido y los ingredientes precocinados. Salpimentar, añadiendo un poco de menta, tras retirar del fuego.

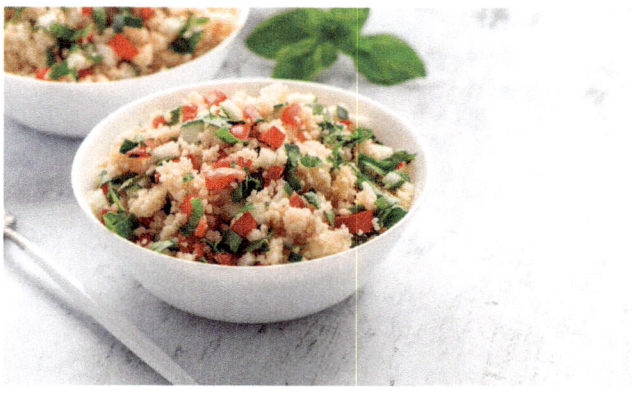

En esta elaboración es posible la sustitución del mijo por sarraceno.

 **RECETA**

Alga aliñada

- **Ingredientes:** 500 g de algas frescas (posibles variedades: espagueti de mar, lechuga de mar, percebe, kombu o wakame), 30 g semillas de sésamo, 15 ml vinagre de arroz, 20 ml soja, 20 g azúcar moreno, zumo de limón y 1 cayena.
- **Elaboración:**

  - El alga debe ser desalada, para lo que se pondrá en un baño con agua, que se cambiará 3 veces cada 4 h.
  - Cortar el alga en tiras finas, a modo de espaguetis o tallarines.
  - Tostar las semillas de sésamo y reservar.
  - En un bol, incluir las semillas de sésamo tostadas junto con el vinagre de arroz, la soja, unas gotas de zumo de limón y la cayena finamente cortada. Mover enérgicamente.
  - Sobre las algas aliñar con el preparado anterior en el momento de servir, persiguiendo que la textura del alga sea lo más crujiente posible.
  - En caso necesario, sazonar con sal.

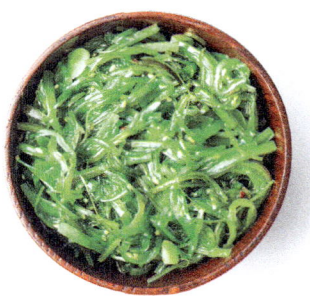

RECETA

Rissotto de champiñones y trufa

- **Ingredientes:** 400 g arroz grano redondo, 200 g champiñones, 150 g cebolleta fresca / chalota, 40 ml vino blanco, 1.200 ml caldo de verduras, 15 g trufa fresca, 10 g crema o puré de trufa, aceite de oliva virgen extra, sal y pimienta blanca.
- **Elaboración:**

  - Cortar la cebolleta fresca o chalota en *brunoise* e incorporar a un sotel con un poco de mantequilla. Salpimentar y pochar.
  - Limpiar y cortar los champiñones en pequeños dados. Añadir a la preparación anterior y cocinar, mojando con el vino blanco.
  - Añadir el puré de trufa, así como parte de la trufa fresca cortada finamente (reservar para adicionar laminada tras el cocinado).
  - Añadir el arroz y mover, para que el grano se embadurne de la grasa y preparado. Añadir parte del caldo de verduras y mover. Cocinar a fuego lento, añadiendo de forma progresiva el caldo, hasta obtener la cocción total del arroz. De este modo quedará una preparación melosa, propia de esta elaboración.
  - Salpimentar nuevamente, añadiendo en último lugar la trufa fresca laminada que habíamos reservado.

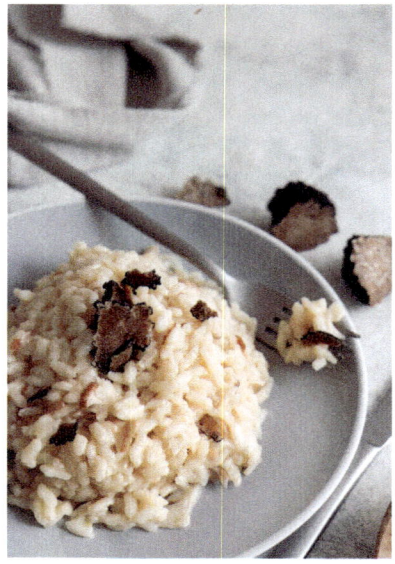

 **RECETA**

Calabaza asada

- **Ingredientes:** 1 kg de calabaza, 30 g tomillo fresco, 20 ml de aceite de oliva virgen extra, sal y pimienta.
- **Elaboración:**

  · Lavar y cortar la calabaza en tiras, sin quitarle la piel. Ponerla sobre una bandeja de horno y embadurnarla con el aceite de oliva virgen extra. Salpimentar e incluir el tomillo fresco.
  · Precalentar el horno a 180 °C y poner a asar la calabaza, previamente preparada.
  · Cocinar hasta obtener la textura adecuada.
  · Reservar hasta el momento de uso.

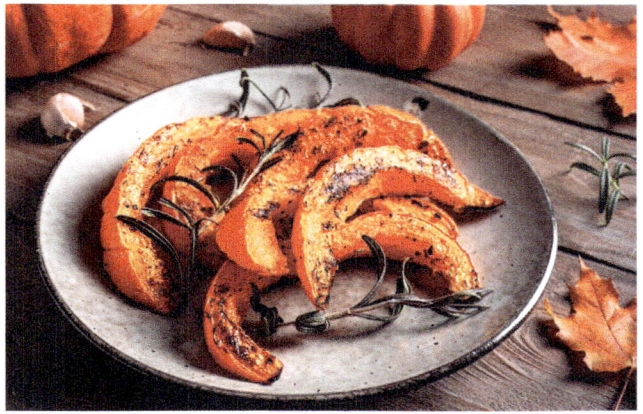

 RECETA

Chutney de piña y lima

- **Ingredientes:** 1 kg de pulpa de piña, 2 unidades de lima, 150 g cebolla, 200 ml vinagre de manzana, 200 g azúcar, 1 guindilla fresca, 5 g jengibre fresco, 2 g *curry*, 3 g romero fresco, aceite de oliva virgen extra y sal.

Continúa en página siguiente >>

<< Viene de página anterior

- **Elaboración:**

  · Cortar la piña en pequeños dados.
  · Lavar las limas y cortarlas en pequeños dados o en tiras muy finas.
  · Corta la cebolla en *brunoise* (dados muy pequeños).
  · En un sotel, poner un poco de aceite e incluir la cebolla. Cocinar y añadir el vinagre y el azúcar.
  · Al preparado anterior añadirle la guindilla fresca laminada, el *curry*, el jengibre y el romero. Mover y añadir la piña y la lima.
  · Cocer a fuego lento durante unos 50 min, evitando que la piña se deshaga en exceso.
  · Probar y rectificar de sal.

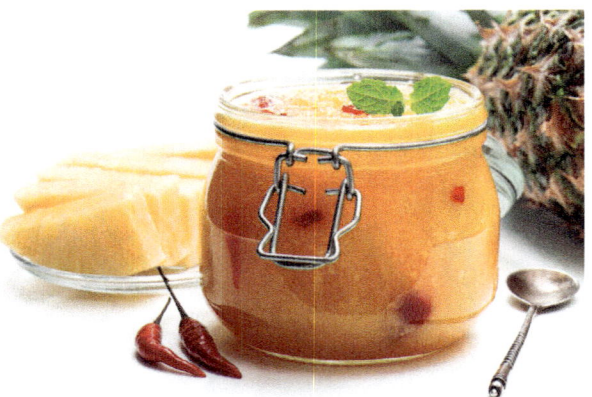

RECETA

Puré de castaña

- **Ingredientes:** 500 g de castañas, 90 g azúcar moreno, 20 ml zumo de limón, 1 vaina de vainilla, ralladura de limón y agua.
- **Elaboración:**

  · Poner las castañas en remojo durante 24 h, para facilitar su pelado.
  · Escurrir, pelar y trocear las castañas.

Continúa en página siguiente >>

<< Viene de página anterior

- Poner las castañas en una marmita junto con el azúcar y la vaina de vainilla cortada y raspada. Cubrir de agua y cocer a fuego medio durante 40 min, observando que la castaña quede tierna.
- Escurrir las castañas y reservar el líquido de cocción.
- Triturar las castañas. Añadir el zumo de limón y la ralladura de su piel.
- Según la textura adquirida, añadir parte del líquido de cocción reservado.

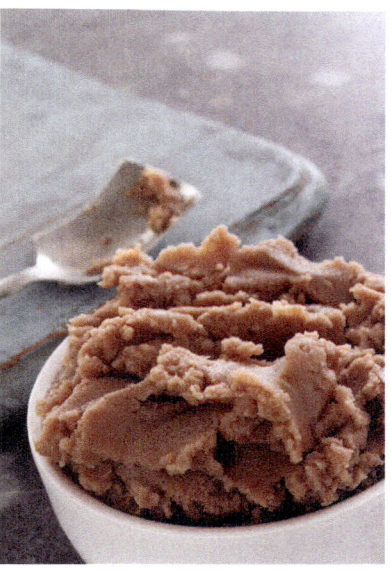

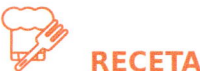

RECETA

Fruta a la parrilla (melocotón)

- **Ingredientes:** 1 kg melocotón, 50 ml *Cointreau* (licor de naranja) y aceite de oliva virgen extra.
- **Elaboración:**

  - Lavar y cortar el melocotón en gajos. Retirarle el hueso, pero no la piel.
  - Poner en una bolsa de vacío junto con el *Cointreau*. Aplicar el vacío y dejar reposar en refrigeración durante 4 h.

Continúa en página siguiente >>

<< Viene de página anterior

- Pasado el tiempo, eliminar el vacío, sacar de la bolsa y embadurnarla con un poco de aceite (servirá como elemento transmisor del calor y aportará además un coloreado más homogéneo).
- Poner sobre la parrilla y aprovechar el líquido de gobierno (líquido generado en la bolsa de vacío) para pintar durante la cocción los trozos de melocotón, lo cual aporta más intensidad en torno al brillo y sabor del preparado que vamos a obtener.
- Marcar y cocinar, dejando una textura *al dente*.

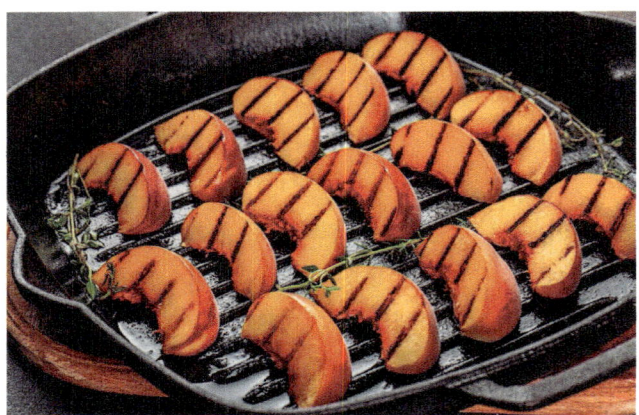

Entorno a la dureza de la fruta que se va a cocinar, se debe contemplar su grosor e intensidad de cocinado. Hay que evitar esta técnica con frutas que tengan un porcentaje de agua muy alto, como por ejemplo las frutas cítricas.

5. Terrinas, *puddings* y patés vegetales

 HILO CONDUCTOR

El paté de berenjenas es uno de los aperitivos ofrecidos en la cadena de restauración Veggie's restaurant. Su elaboración se basa en la receta tradicional árabe *Baba Ghanush*, que tiene como protagonista a la berenjena asada. También

Continúa en página siguiente >>

<< Viene de página anterior

incluye otros ingredientes como el tahini, el comino o el ajo, sin olvidar, además, el zumo de limón o el aceite de oliva virgen extra. Esta elaboración es una de las más solicitadas. Se acompaña de bastones de zanahoria y pan de pita.

- -

Las terrinas, *puddings* y patés vegetales son elaboraciones culinarias obtenidas a base de masas, más o menos procesadas, así como más o menos untable. En nuestro caso, obtenidas a partir de productos vegetales, normalmente sometidos a cocción, adicionados de féculas o trabazones, así como pectinas, lo que facilita la textura propia de este tipo de elaboraciones.

En la formulación de los menús y ofertas gastronómicas de establecimientos de restauración, los patés, terrinas y *puddings* forman parte de las entradas, sirven normalmente de aperitivos. Son servidos junto con panes especiados y bastones de verduras.

Las verduras carnosas como la berenjena, el pimiento lamuyo o el calabacín, los frutos secos en general, así como los cereales como el arroz, el trigo, el maíz, los tubérculos como la patata u otras verduras de raíz como la remolacha o la zanahoria, facilitan una gran variedad en torno a esta tipología de elaboraciones vegetales.

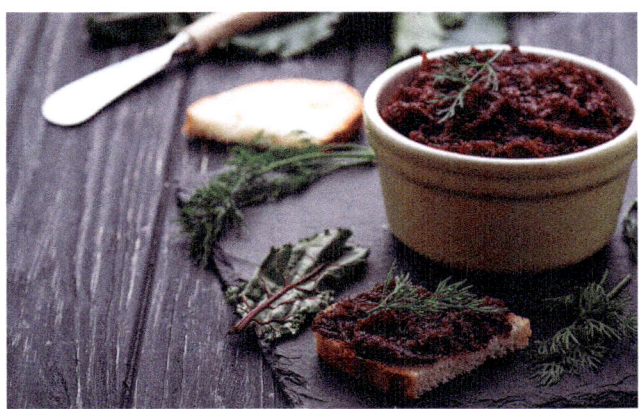

Paté de remolacha e hinojo

Como se ha presentado en el hilo conductor, algunas de las elaboraciones hoy conocidas como patés, terrinas o *puddings* vegetales tienen nombre propio. Aunque no son habituales en la oferta culinaria mediterránea, elaboraciones como el *Baba Ghanush* (pasta untable a partir de berenjena) o el *muhammara* (pasta untable a partir de pimientos rojos, ajo y nueces, principalmente) obedecen a la tradición árabe y ahora está en la oferta de nuestros establecimientos.

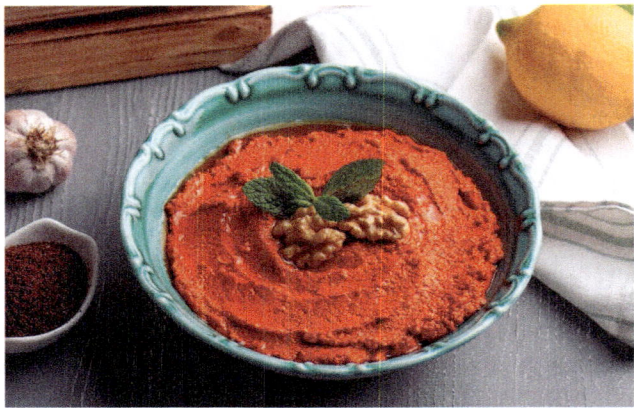

Pasta untable de pimiento rojo y nueces o muhammara

5.1. Terrinas

Bajo el término *terrina* se incluyen aquellas preparaciones, normalmente elaboradas a partir de una masa o pasta picada, en la que se incluye uno o más ingredientes y que se cocinan dentro de un molde, tapado y de forma rectangular, ligeramente triangular en sus bordes, que se identifica con el mismo nombre (terrina). Por tanto, la terrina debe su nombre tanto a su forma como al elemento utilizado para su confección.

Esta forma de molde permite la elaboración tradicional indicada como paté en costra o *pâté en croûté,* consistente en encamisar la terrina de forma previa con una masa o pasta, que en este caso puede estar elaborada a partir de cereales, agua y margarina vegetal (hojaldre), evitando cualquier ingrediente no vegetal, o incluso, hacer uso de los vegetales como elemento dispuesto para encamisar el molde.

Algunos ejemplos de este tipo de elaboración son los presentados a continuación.

RECETA

Terrina de berenjena y pimientos

- **Ingredientes:** 1 kg de pimiento lamuyo rojo asado, 2 kg de berenjenas, 200 g cebolla, 8 g agar-agar, 50 g nuez de macadamia, 30 g arroz de grano redondo, comino, sal, pimienta y aceite de oliva virgen extra.
- **Elaboración:**

  - Cortar la cebolla en *brunoise* e incorporar al sotel con un poco de aceite de oliva virgen extra. Pochar.
  - Reservar una berenjena y asar las restantes. La carne que hemos obtenido se incorporará a la mezcla anterior.
  - Tostar las nueces de macadamia.
  - Cocer el arroz al vapor o en abundante agua (15 min a partir del primer hervor). Escurrir y añadir a la mezcla anterior.
  - Incorporar junto con el jugo de los pimientos asados el agar-agar disuelto y 300 g de los pimientos. Cocinar.
  - Retirar del fuego y turbinar, con lo que obtendremos una pasta fina.
  - Forrar el molde de la terrina con los pimientos asados y la berenjena, que previamente es laminada y cocinada a la plancha.
  - Una vez forrado el molde, incluir la mezcla anteriormente obtenida y condimentada. Añadir para ello la sal, el comino y la pimienta molida. Cerrar el molde con la berenjena y reservar en refrigeración para que adquiera la textura deseada.
  - Desmoldar y servir, teniendo presente que se trata de una pasta untable.

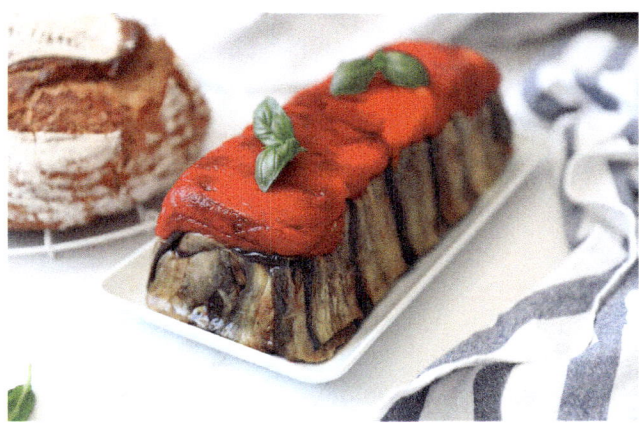

RECETA

Terrina de tofu, guisantes, brócoli y zanahoria

- **Ingredientes:** 500 g tofu, 500 g brócoli, 200 g zanahoria, 200 g guisantes, 250 ml caldo de verduras, salsa de soja, sal, pimienta, aceite de oliva virgen extra y 3 g agar-agar.
- **Elaboración:**

  · Marinar el tofu con la salsa de soja durante 3 h.
  · Cocer al dente el brócoli, la zanahoria y los guisantes.
  · Saltear las verduras cocidas junto con el aceite de oliva virgen extra.
  · Añadir al salteado anterior la soja en dados, así como el caldo de verduras y el agar-agar. Cocinar.
  · Pasar la mezcla anterior por un pasapuré para obtener una masa casi homogénea en la que sea posible observar pequeños trozos de las verduras.
  · Poner la masa obtenida en un molde de terrina y poner en refrigeración hasta obtener la textura deseada.
  · Para potenciar el sabor del preparado, meter al horno y dorar en su superficie.
  · Dejar enfriar y desmoldar.

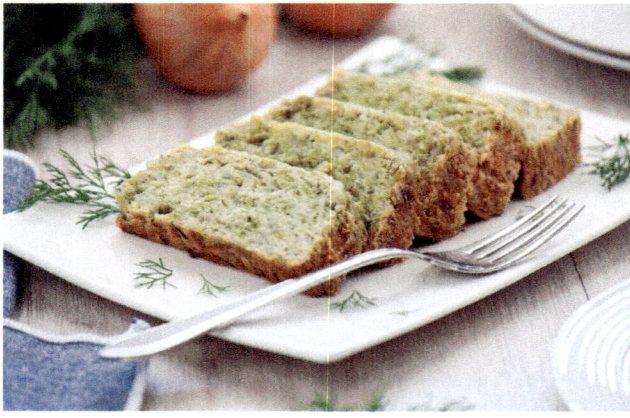

 **RECETA**

Terrina de tomate seco asado y calabaza

- **Ingredientes:** 1,5 kg de calabaza, 1 kg de tomate seco, 200 g cebolleta fresca, 50 ml salsa de soja, 75 ml miel de caña de azúcar, aceite de oliva virgen extra, sal, pimienta, orégano, 200 ml agua para hidratar el tomate y 12 g gelatina vegetal (pectina).
- **Elaboración:**

  · Cortar la calabaza en trozos regulares. Embadurnar de aceite de oliva virgen extra, salpimentar y rociar de orégano. Asar al horno a 180 ºC durante 45 min aproximadamente.
  · Hidratar el tomate seco en agua templada.
  · Cortar la cebolleta fresca en *brunoise* y pochar. Añadir el tomate seco hidratado y la calabaza asada. Salpimentar, añadir orégano y parte de la miel y la soja (50 % aproximadamente).
  · Hidratar la gelatina en agua.
  · Mezclar el agua de hidratar el tomate, la soja y la miel restante. Calentar y disolver la gelatina.
  · Montar la terrina, formando capas con el preparado anterior, añadiendo a su vez el caldo adicionado de gelatina.
  · Introducir en refrigeración y dejar que la gelatina actúe. Se obtendrá así un bloque que podrá ser cortado en finas láminas para su servicio.

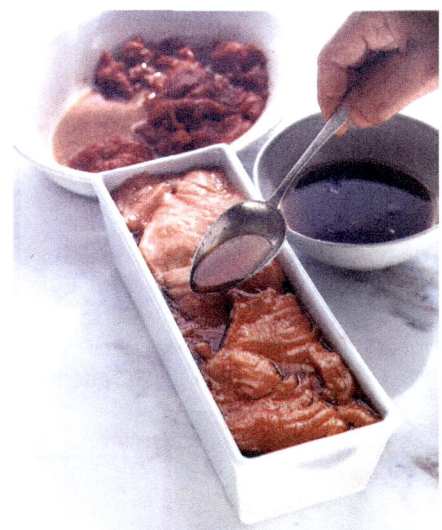

Los elementos utilizados como gelificantes podrán variar su proporción, a fin de conseguir texturas más o menos untables.

5.2. Pudding

Tradicionalmente, el *pudding* se relaciona con una preparación culinaria dulce. No obstante, el uso de nuevos ingredientes y la búsqueda de texturas ha propiciado nuevas fórmulas. Ahora, aunque preparado de forma semejante al *pudding* tradicional, no es necesariamente dulce, ni usa el huevo como elemento coagulador. Su presentación o distinción hace necesario indicar el tipo de ingrediente utilizado. Es característico que se diferencien los distintos elementos que lo componen.

Tratándose de una elaboración adaptada a la cocina vegetariana, los elementos utilizados para dar textura son cereales, semillas y productos ricos en mucílago, gelatina y pectinas, como, por ejemplo, las semillas de chía, la tapioca o el agar-agar, elemento que, como ya se ha indicado, se obtiene de las algas del mismo nombre.

A continuación, se exponen algunas recetas de *pudding* con base vegetal. En ellas no incluye ningún producto de procedencia animal.

 RECETA

Pudding de coco, mango y tapioca
- **Ingredientes:** 300 ml bebida de coco, 200 ml agua de coco, 100 g tapioca, 70 ml miel de caña de azúcar, 400 g mango y 200 g azúcar moreno.
- **Elaboración:**

  · Poner a remojo durante dos horas la tapioca junto con el agua de coco. Observar que se hidrata y se hincha. Colar.
  · En una marmita poner a hervir la bebida de coco, junto con la miel de caña de azúcar. Añadir la tapioca y cocer durante unos 20 min, observando cómo la tapioca espesa el caldo, que se vuelve untuoso y gelatinoso. Retirar del fuego.
  · En un sotel, añadir el azúcar moreno, caramelizar y añadir el mango cortado en dados. Remover y retirar del fuego.

Continúa en página siguiente >>

<< *Viene de página anterior*

- Mezclar parte del mango con la tapioca e introducir en un molde o bol. Cubrir con mango caramelizado a modo de adorno.
- Dejar en refrigeración, con lo que se obtendrá la textura propia de un *pudding*.

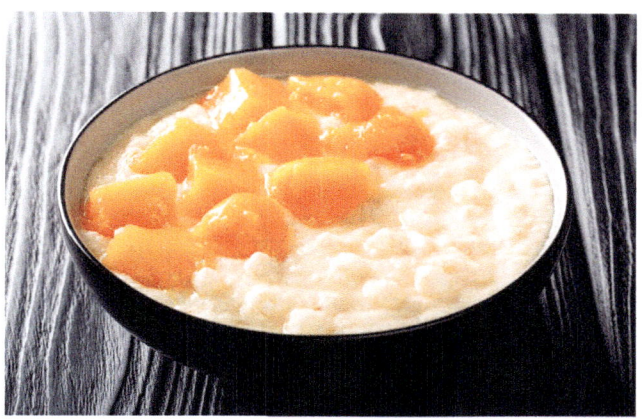

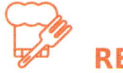 **RECETA**

Pudding de calabaza y avena

- **Ingredientes:** 700 g calabaza, 450 ml bebida de avena, 70 g pipas de calabaza, 30 g harina de maíz, 200 g harina de avena, 5 g canela, 3 g jengibre, 50 ml miel de caña de azúcar, 15 g levadura y aceite de oliva virgen extra.
- **Elaboración:**

  - Cortar la calabaza en dados regulares y asar en el horno, embadurnando con aceite de oliva virgen extra (45 min a 180 °C). Tras el asado, se obtendrán unos 500 g de calabaza, de los cuales 60 g se tendrán que reservar.
  - Tostar las pipas de calabaza en un sotel u horno.
  - En un vaso triturador, incluir los 440 g de calabaza asada, la bebida de avena, los 30 g harina de maíz, los 200 g de harina de avena, la canela, el jengibre, la levadura y la miel de caña de azúcar. Turbinar hasta obtener una masa fina y un poco emulsionada.
  - Introducir en un molde de cocción y añadir las pipas de calabaza tostadas y los dados de calabaza reservados.

Continúa en página siguiente >>

<< Viene de página anterior

· Cocinar en horno durante 40 min a 180 ºC.
· Retirar del horno y dejar enfriar para servir.

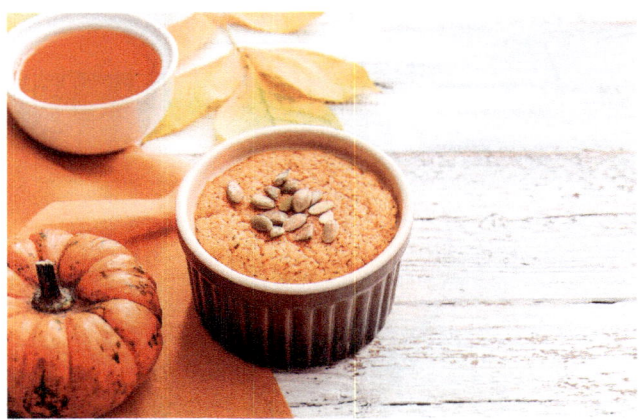

Otros productos indicados para dar textura al *pudding* pueden ser las semillas de chía y espesantes como el agar-agar, que permite el servicio del *pudding* en frío o caliente, sin perder su textura.

5.3. Patés vegetales

El paté vegetal es, por definición, una pasta comestible, untable, realizada a base de verduras, hortalizas y/o legumbres. Se trata de uno de los productos más versátiles de la cocina vegetariana, que permite incluir de forma fácil todo tipo de semillas, frutos secos, legumbres, etc. Tiene a su vez un gran aporte proteico y graso.

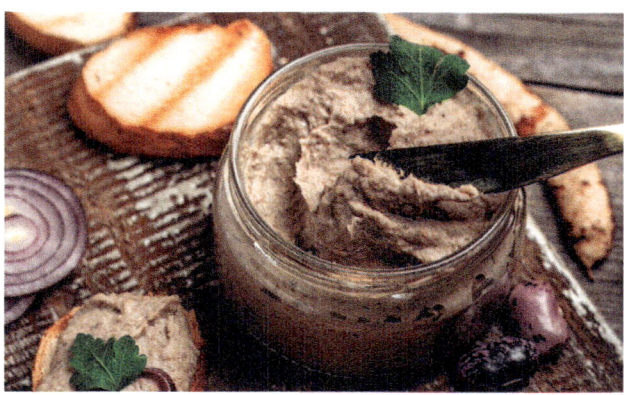

Paté de champiñones y legumbres pintas

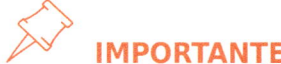 **IMPORTANTE**

A diferencia de los denominados humus, los patés tienen asociado un mayor porcentaje graso. Es la principal nota que los diferencia.

La inmensa variedad de ingredientes vegetales permite obtener patés de los sabores más diversos, cubriendo toda la gama de sabores (dulce, picante, salado, ácido y amargo), así como transmitir o aportar frescura o untuosidad a una elaboración a la que se añade. Según este principio, es posible diferenciar los siguientes productos a fin de transmitir dichas sensaciones o sabores:

Dulce	Incluir ingredientes vegetales como zanahoria, calabaza, maíz y aguacate, así como las frutas, mango o uva.
Picante	Incluir ingredientes vegetales como jengibre, wasabi, jalapeño, rabanito, nuez moscada, mostaza o ajo.
Salado	Incluir ingredientes vegetales como algas, miso, encurtidos, etc.

Continúa en página siguiente >>

<< Viene de página anterior

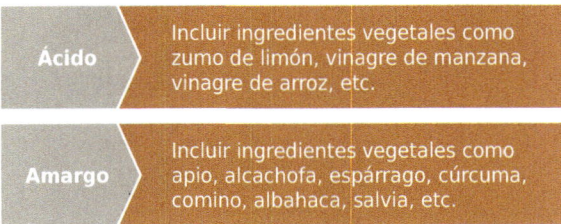

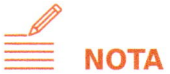 **NOTA**

Para aportar frescura a un paté o una elaboración vegetal, se pueden añadir ingredientes como el perejil, la menta, el eneldo, etc.

Siendo elaboraciones servidas como entrante o incluidas como ingrediente para rellenos o farsas, algunas fórmulas y métodos de elaboración son los presentados a continuación.

 RECETA

Paté de lentejas y tomate seco

- **Ingredientes:** 225 g lentejas castellanas, 12 g vinagre de manzana, 1 diente de ajo, 15 ml zumo de limón, 40 ml aceite de oliva virgen extra, 150 g tomate seco, 15 g perejil fresco, 3 g romero fresco y 90 ml agua.
- **Elaboración:**

  - Limpiar y lavar las lentejas. Ponlas a cocer en agua con sal durante unos 20 min.
  - Escurrir y poner en un vaso batidor o triturador.
  - Añadir el resto de los ingredientes, a excepción del aceite de oliva virgen extra, así como parte del agua, que se irá añadiendo según la textura que vayamos obteniendo.
  - Tras conseguir una masa lisa y homogénea, ir incorporando el aceite de oliva virgen extra en forma de hilo para, sin dejar de batir, propiciar la emulsión.

Continúa en página siguiente >>

<< *Viene de página anterior*

- El proceso se llevará a cabo en frío, lo cual propicia una mayor emulsión.
- Reservar tapado hasta el momento de uso. Se pueden añadir como guarnición elementos tales como perejil fresco picado, aceite de oliva virgen extra, miel de caña de azúcar, granada, ajonjolí, así como algunas lentejas, previamente reservadas.

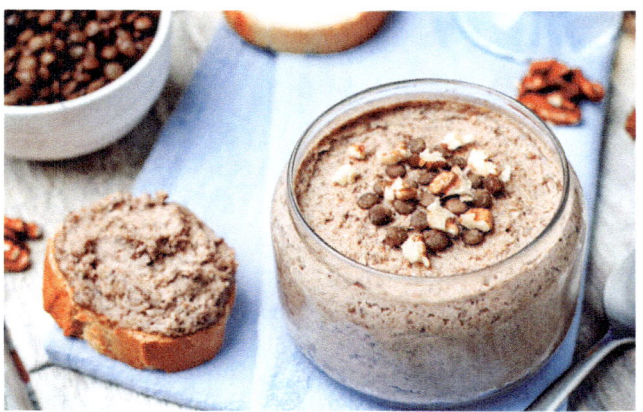

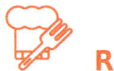 **RECETA**

Paté de pimientos rojos y nueces

- **Ingredientes:** 20 g tomate seco, 10 g aceitunas verdes encurtidas, 25 g nueces, 50 g pimientos rojos asados o pimientos del piquillo confitados, 3 g pimentón dulce, 35 ml aceite de oliva virgen extra y 20 ml agua.
- **Elaboración:**

  - En un vaso mezclador, incluir todos los ingredientes, a excepción del aceite de oliva virgen extra. Turbinar hasta obtener una masa fina y homogénea.
  - Sin dejar de batir, y valorando la posible incorporación de un poco más de agua en base a la textura obtenida, incluir el aceite de oliva virgen extra muy poco a poco, consiguiendo así una ligera emulsión.

Continúa en página siguiente >>

<< Viene de página anterior

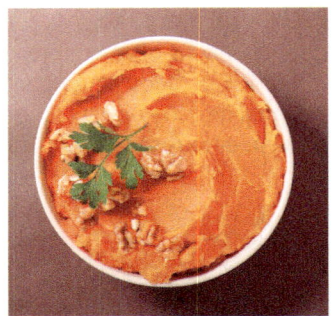

 **RECETA**

Paté de espinacas

- **Ingredientes:** 300 g espinacas frescas, 40 g nueces, 1 diente de ajo, 20 g cebolla fresca o chalota, 10 g semillas de cilantro, 30 ml vinagre de manzana, 10 g hojas de cilantro fresco, sal y agua.
- **Elaboración:**

  - En abundante agua en ebullición, cocinar las espinacas (es suficiente con blanquearlas, es decir, sumergir las hojas durante unos segundos). Retirar y meter el agua helada, para fijar su color.
  - En un vaso mezclador o túrmix incluir el ajo, las nueces, la cebolla, el cilantro y sus semillas, todo con una pizca de sal.
  - Turbinar hasta obtener una pasta, a la que se puede añadir un poco de agua para obtener una masa homogénea, lisa y untuosa.
  - Escurrir las espinacas e introducir junto con la masa anteriormente obtenida.
  - Probar y rectificar de sal y vinagre.
  - Reposar en refrigeración y servir.

Continúa en página siguiente >>

<< Viene de página anterior

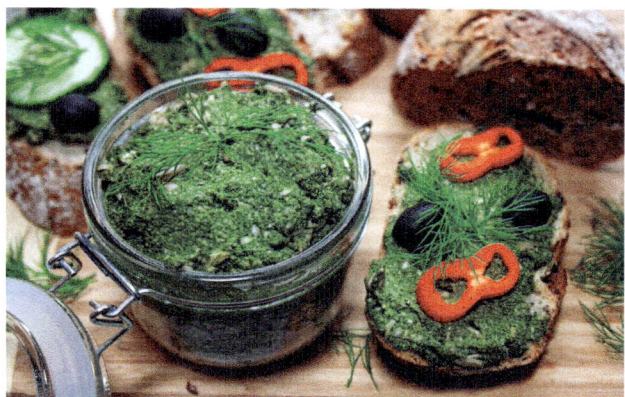

Tradicionalmente, esta elaboración se denomina *pkhali de espinacas.* Es una elaboración asociada a la cocina de Georgia. Esta su presentación tradicional.

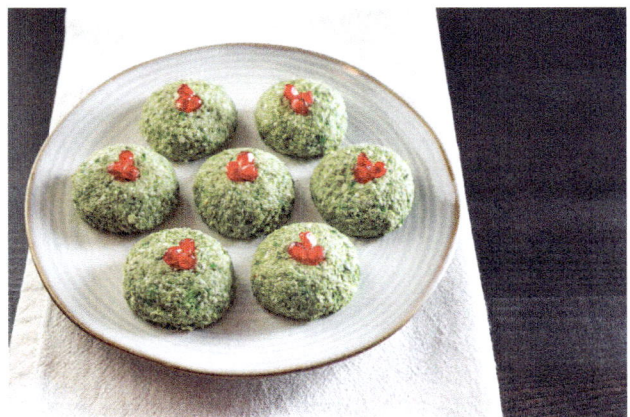

 **RECETA**

Paté de aceitunas negras

- **Ingredientes:** 300 g aceitunas negras, 160 ml aceite de oliva virgen extra, 20 g mostaza a la antigua, 20 g alcaparras, diente de ajo y 5 g albahaca fresca.

Continúa en página siguiente >>

<< Viene de página anterior

• **Elaboración:**

- Deshuesar las aceitunas y ponerlas en un mortero o vaso triturador.
- Añadir el resto de los ingredientes a excepción del aceite de oliva virgen extra.
- Obtenida una pasta o masa, ir añadiendo el aceite, sin dejar de mover, para propiciar la emulsión deseada. En caso de usar un vaso triturador, la emulsión será mayor, quedando una pasta más fina y untable.
- Probar y rectificar, pudiendo añadir en caso necesario un poco de sal.

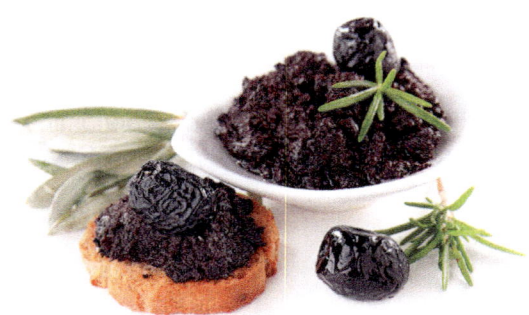

 SABÍAS QUE...

El *tapenade* es un paté de aceitunas negras, al que se le añade, entre otros ingredientes, las anchoas en salazón. Por ello es importante indicar que en este caso la receta o fórmula utilizada no es la asociada al *tapenade*.

La textura del paté se adquiere fácilmente en productos como los frutos secos, siendo necesario su batido junto con agua. Ten presente que la grasa de los frutos secos emulsionará con el agua, que habrá que añadir poco a poco. Se puede complementar a su vez con aceite de girasol, para no incidir en su sabor final.

6. Croquetas, albóndigas, hamburguesas y escalopes con cereales y legumbres

☞ HILO CONDUCTOR

Para conseguir la aceptación de los comensales que hasta ahora no siguen una dieta o pautas alimentarias basadas de forma exclusiva en vegetales, en la cadena de restauración Veggie's restaurant se ha pensado incluir productos con base vegetal, pero con características organolépticas similares a sus homólogos no vegetales. Por ahora, su aceptación es rotunda. La gama de hamburguesas y el escalope de seitán son las propuestas más demandadas.

No son pocas las ocasiones en las que la denominación dada a un alimento propicia su consumo. Un claro ejemplo son los citados bajo los nombres de croqueta, albóndiga, hamburguesa, salchicha, escalope, etc. Haciendo uso exclusivo de ingredientes vegetales, se formulan una serie de productos, que visualmente son fácilmente identificados y, por tanto, aceptados.

Existe mucha controversia al respecto de poder llamar o no con estas denominaciones a productos exclusivamente vegetales. La realidad es que en la actualidad su uso está extendido y ampliamente aceptado.

La gama de productos ideados para contribuir con la formulación de elaboraciones veganas o vegetarianas que recuerden a platos de consumo omnívoro cada vez es mayor, más aún con la introducción de nuevos ingredientes, algunos de ellos desarrollados con nuevas técnicas y productos tecnológicamente complejos.

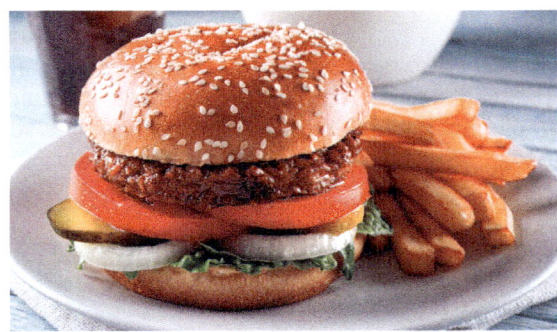

Hamburguesa vegetal

Es importante que el desarrollo de estos productos contribuya a su vez con la correcta nutrición, por lo que los ingredientes y su formulación deberían cumplir con las recomendaciones nutricionales actuales dadas por la Agencia Española de Seguridad Alimentaria y Nutrición (AESAN), por ejemplo:

- **Consumo de hortalizas.** Un consumo de entre 2-4 raciones/día de hortalizas (crudas y cocinadas).
- **Consumo de fruta.** Un consumo de entre 3-5 raciones/día de frutas.
- **Consumo de cereales.** Un consumo de entre 4-6 raciones/día de cereales, preferiblemente integrales.
- **Otras recomendaciones de consumo:**

    - Consumo de productos de temporada y de proximidad.
    - Consumo de entre 1,5-2,5 l de agua.
    - El producto graso por excelencia debe ser el aceite de oliva virgen extra, preferiblemente en crudo.
    - El consumo de frutos secos debe ser en crudo, tostados y sin sal añadida.
    - El consumo de azúcar libre debe ser inferior al 10 % de la ingesta calórica total.
    - El consumo de sal debe ser inferior a 58 g por día.

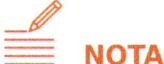 **NOTA**

Ten en cuenta el consumo de los denominados pseudocereales, como por ejemplo el sarraceno. Este tiene unas propiedades excepcionales en cuando a cantidad de proteínas, fibra, vitaminas del grupo B y minerales como el fósforo y magnesio, y no incluye gluten.

La composición de los productos o elaboraciones culinarias debe contribuir con el seguimiento de unas pautas alimentarias adecuadas. Recuerda que porque un alimento esté elaborado con ingredientes vegetales no quiere indicar que sea sano y adecuado para el seguimiento de unos hábitos alimentarios adecuados.

6.1. Formulación y elaboración de croquetas, albóndigas, hamburguesas y escalopes con cereales y legumbres

Quizá el seitán sea uno de los productos/elaboraciones más significativos en torno al desarrollo de recetas en las que se sustituye la carne de procedencia animal. No obstante, no es el único producto, se le suman otros como la soja texturizada o las masas más o menos procesadas obtenidas a partir del uso de legumbres y cereales.

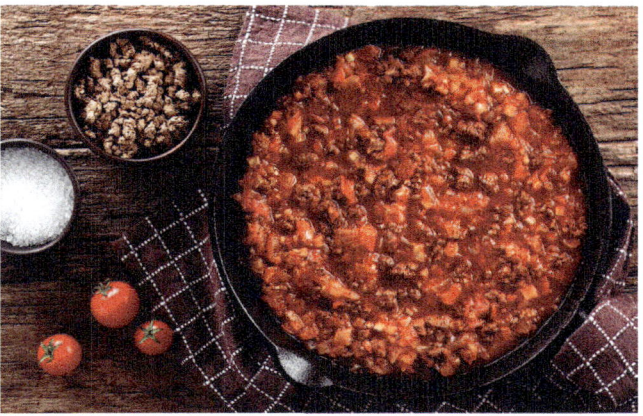

La soja texturizada es protagonista en la elaboración de salsa boloñesa vegetal. Es un ingrediente sustitutivo de la carne.

Previo a la descripción de fórmulas específicas para esta gama de productos (hamburguesas, croquetas, albóndigas, etc.), es importante describir algunas técnicas generales de envoltura como son el empanado o rebozado, técnicas en las que el huevo es un ingrediente necesario. El huevo sin duda aportará, al preparado, humedad y facilitará el aglutinado del producto o masa adicionada, evitando que se desprenda o desmigue. A su vez, puede facilitar la emulsión del preparado o incluso aportar color, maximizando el dorado superficial del producto cocinado.

En este caso, la alternativa al huevo, destinada a facilitar el empanado o rebozado de los productos, diferencia entre las siguientes fórmulas:

⊃ **Fórmula con base de harina.** La proporción es la siguiente:

1 parte de agua + 1 parte de harina fuerte + 1/8 parte de aceite = huevo

Con esta proporción se obtendrá una pasta viscosa que, salpimentada, podrá ser incluida en el proceso de rebozado o empanado. Ten presente que la harina será fuerte, que tiene un mayor porcentaje de gluten, y por tanto mayor porcentaje de proteína. El aceite facilita el aporte graso, que contribuirá a aportar el dorado característico de estas preparaciones. El agua será el elemento que facilitará la unión y elasticidad del preparado.

⮑ **Fórmula con base de semillas.** La fórmula va a partir del uso de semillas de chía o lino y agua en su proporción:

3 partes de agua + 1 parte de semillas de chía o lino = huevo

Tanto las semillas de chía como las de lino facilitan mucílago al hidratarse (15-20 min), con lo que se obtiene un líquido viscoso y pegajoso, más aún si la mezcla es triturada. Esta es una opción que considerar para obtener un mayor aprovechamiento. Puede en este último caso requerir añadir un porcentaje mayor de agua a fin de obtener la textura deseada.

NOTA

Existen diversas fórmulas en base a la sustitución del huevo, incluyendo emulgentes (levaduras, aguas carbonatadas, bebidas gaseosas, etc.). No obstante, nuestras necesidades de elaboración no requieren de dicho aporte, por lo que no se indican.

Croquetas

Las croquetas son porciones de masa, generalmente de forma ovalada o redonda, hecha con un picadillo de ingredientes y ligada con una pasta, normalmente bechamel. Son empanadas y tradicionalmente fritas en abundante aceite para su finalización y servicio. Es importante a su vez contemplar la opción de hacerlas al horno o freidora de aire para conseguir un producto menos graso.

Según esta definición es evidente que existe una gran diversidad de tipos y fórmulas que emplear, incluso haciendo uso exclusivo de elementos vegetales. Al respecto, un producto tradicional, elaborado a partir de vegetales y con forma similar a la croqueta, es el falafel, una elaboración con forma de croqueta realizada a base de garbanzos y especiada con elementos como el perejil, el ajo y el comino.

A continuación, se muestran algunos ejemplos de elaboraciones de croquetas.

RECETA

Croquetas de patata y tofu trufado

- **Ingredientes:** 500 g patatas harinosas, 100 g tofu, 15 g trufa fresca o 15 g crema de trufas, 250 g cebolleta fresca, 50 ml bebida de soja, sal y pimienta blanca, fórmula con base de harina para empanado, pan rallado y aceite de oliva virgen extra para fritura.
- **Elaboración:**

  · Cocer la patata entera, dejar enfriar, pelar y pasar por un pasapuré.
  · Pasar el tofu por el pasapuré, añadiendo la trufa o la crema de trufas.
  · Pochar la cebolleta fresca cortada en *brunoise* junto con aceite de oliva virgen extra.
  · Incorporar las tres elaboraciones anteriores, junto con la bebida de soja para aportarle una textura más ligera. Mezclar y salpimentar.
  · Hacer pequeñas bolas con la masa y empanar.
  · Freír en abundante aceite de oliva a una temperatura de entre 180-190 °C.
  · Dejar reposar sobre papel absorbente y servir.

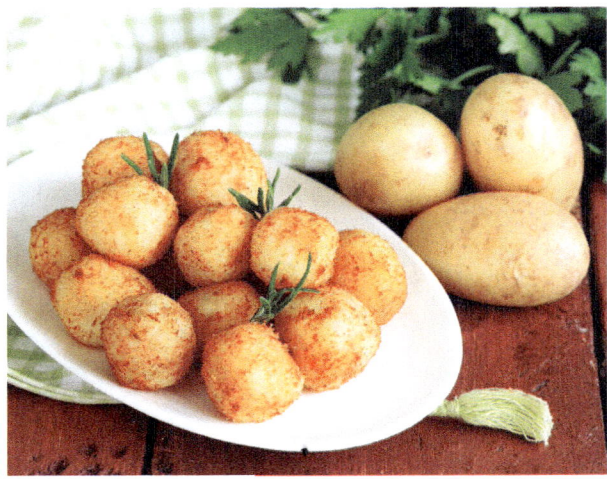

RECETA

Croquetas de espinaca

- **Ingredientes:** 600 g espinacas frescas, 2 dientes de ajo, 180 g harina, 150 g cebolleta, 1500 ml bebida de soja, sal y pimienta, fórmula con base de harina para empanado, pan rallado y aceite de oliva virgen extra para fritura.
- **Elaboración:**

  · Cortar en *brunoise* el ajo y la cebolleta.
  · Cortar en juliana *(chiffonade)* las hojas de espinaca.
  · En un sotel incluir los dientes de ajo cortados en *brunoise* junto con un poco de aceite de oliva. Cuando empiecen a dorar añadir la cebolleta y cocinar hasta que quede pochada. Finalmente, añade las espinacas y saltea el conjunto.
  · En el horno, tuesta la harina para eliminar parte de su sabor a crudo en la elaboración final, ya que, si este proceso se lleva a cabo junto con la espinaca, obtendremos un color más pálido.
  · Añadir la harina al preparado anterior, mezclar, cocer mínimamente y añadir la bebida de soja, moviendo con varilla hasta obtener la textura propia de esta elaboración. Salpimentar y dejar enfriar. Cubrir la masa para que no forme costra.
  · Una vez la masa esté fría, hacer pequeñas bolas o quenefas con la masa y empanar.
  · Freír en abundante aceite de oliva a una temperatura de entre 180-190 °C.
  · Dejar reposar sobre papel absorbente y servir.

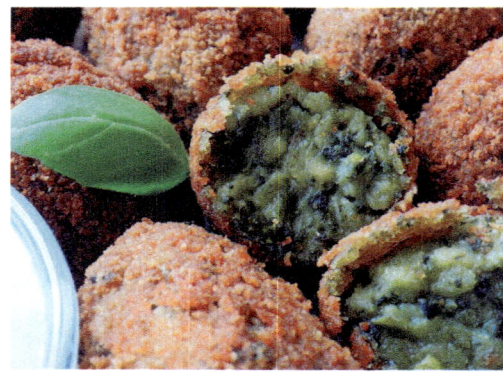

Si sustituimos la espinaca de esta receta por algún tipo de alga verde como wakame y se adiciona el pan rallado con polvo de alga nori, obtendremos una croqueta con un potente sabor a mar muy interesante.

 RECETA

Croquetas de setas y hongos

- **Ingredientes:** 600 g setas y hongos (champiñones, boletus, *shiitakes*, setas de ostra, etc.), 3 dientes de ajo, 150 g chalota, 700 ml bebida de soja, 800 ml caldo de verduras, 180 g harina, sal y pimienta, vino blanco, 15 g perejil, fórmula con base de harina para empanado, pan rallado y aceite de oliva virgen extra para fritura.
- **Elaboración:**

  - Cortar en *brunoise* el ajo, las setas y los hongos, la chalota y el perejil.
  - En un sotel añadir un poco de aceite e incluir en primer lugar el ajo. Una vez dorado, incluir la chalota y las setas y hongos. Cocinar y añadir unas gotas de vino blanco. Dejar evaporar el alcohol y añadir la harina. Cocinar y añadir el caldo de verduras y la bebida de soja.
  - Cocinar la mezcla hasta obtener la textura deseada. En último lugar, salpimentar y añadir el perejil.
  - Dejar enfriar cubriendo la masa para que no forme costra.
  - Una vez la masa esté fría, hacer pequeñas bolas o quenefas con la masa y empanar.
  - Freír en abundante aceite de oliva a una temperatura de entre 180-190 °C.
  - Dejar reposar sobre papel absorbente y servir.

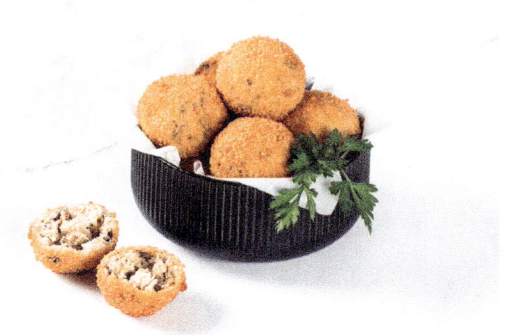

RECETA

Croquetas de kale y calabaza

- **Ingredientes:** 400 g calabaza, 250 g kale, 60 g harina, 200 g cebolleta, 50 ml de aceite de oliva virgen extra, 500 ml bebida de soja, comino, sal y pimienta, fórmula con base de harina para empanado, pan rallado y aceite de oliva virgen extra para fritura.
- **Elaboración:**

  - Cortar la calabaza en trozos y embadurnar de aceite. Asar al horno unos 45 min a 180 °C. Pasar por el pasapuré y reservar.
  - Deshojar el kale y cocer al vapor o en abundante agua hirviendo. Refrescar. Cortar en *brunoise* y reservar.
  - Cortar la cebolleta en *brunoise*.
  - En un sotel, incluir la cebolleta y pochar junto con el aceite. A continuación, añadir el kale y la harina. Cocinar la harina y añadir el puré de calabaza.
  - Añadir la bebida de soja, cocer hasta obtener la textura deseada.
  - Salpimentar y añadir el comino. Probar y rectificar, en caso necesario.
  - Dejar enfriar cubriendo la masa para que no forme costra.
  - Una vez la masa esté fría, hacer pequeñas bolas o quenefas con la masa y empanar.
  - Freír en abundante aceite de oliva a una temperatura de entre 180-190 °C.
  - Dejar reposar sobre papel absorbente y servir.

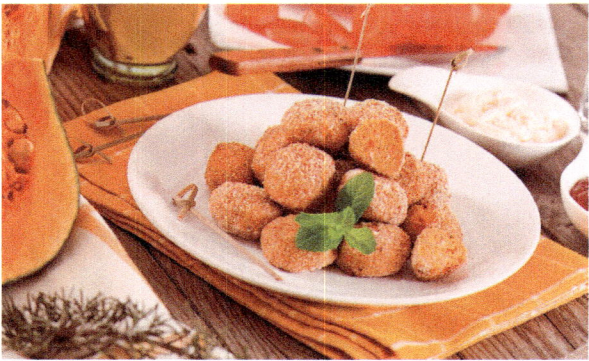

El sabor y textura en esta croqueta recordará a la clásica morcilla tradicional. Se puede adicionar la masa de colorantes para dar el color negro característico. Otra opción es sustituir el 50 % de la calabaza por alubias negras cocidas.

RECETA

Croquetas de seitán, piñones y hierbabuena

- **Ingredientes:** 250 g seitán, 50 g piñones, 150 g cebolleta fresca, 200 ml bebida de soja, 80 g harina de sarraceno, 40 ml aceite de oliva virgen extra, nuez moscada, hierbabuena, sal y pimienta blanca, fórmula con base de harina para empanado, pan rallado y aceite de oliva virgen extra para fritura.
- **Elaboración:**

  · Cortamos en *brunoise* la cebolleta y el seitán.
  · Picamos muy finamente la hierbabuena.
  · Tostar y rallar los piñones.
  · En un sotel incluimos el aceite y la cebolleta. Cocinamos.
  · Añadir la harina y cocer evitando el sabor a crudo.
  · Añadir la bebida de soja y obtener la bechamel.
  · A continuación, añadir el seitán y los piñones, cocinar un poco más hasta obtener la textura deseada.
  · Salpimentar y añadir la hierbabuena y la nuez moscada.
  · Dejar enfriar cubriendo la masa para que no forme costra.
  · Una vez la masa esté fría, hacer pequeñas bolas o quenefas con la masa y empanar.
  · Freír en abundante aceite de oliva a una temperatura de entre 180-190 °C.
  · Dejar reposar sobre papel absorbente y servir.

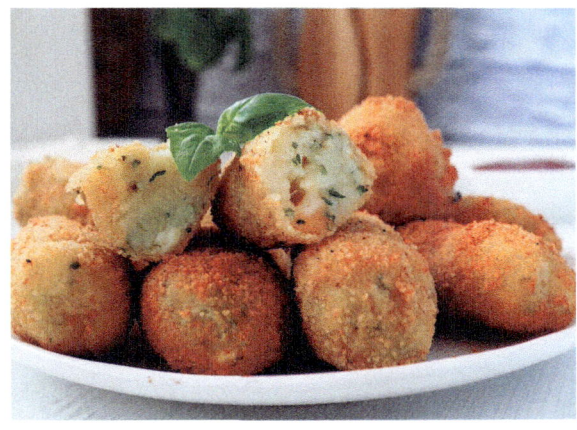

Estas croquetas por su textura y sabor pueden recordar a las croquetas clásicas elaboradas con el caldo de cocido o sopa.

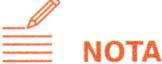

NOTA

El pan rallado utilizado para empanar puede ser sustituido en parte o totalmente por el denominado panko, obteniéndose un empanado con textura más crujiente y aspecto escamado.

Albóndigas

Las albóndigas son pequeñas bolas que se hacen con ingredientes picados y trabados con ralladura de pan y algún elemento que permite amalgamar el conjunto, especiadas y cocinadas en guisos o en fritura. Previamente son pasadas por harina.

En el caso de las albóndigas vegetales, la exclusión del huevo, así como del colágeno de la carne y el pescado, hace que sea necesario el uso de elementos ricos en mucílagos, pectinas, etc. Se aposta en este caso por el lino, semilla que, al ser molida junto con agua, da como resultado un líquido de consistencia viscosa, similar al huevo.

NOTA

La proporción ideal de semillas de lino y agua para obtener la viscosidad apropiada es de 1/3, es decir, 1 parte de semillas de lino por cada 3 partes de agua.

Continúa en página siguiente >>

<< Viene de página anterior

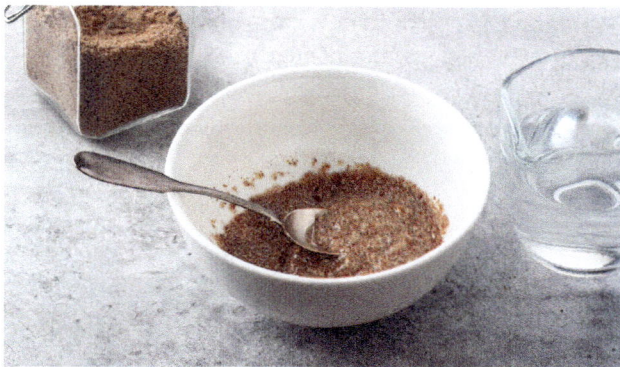

En la confección de las albóndigas se hacen, además, protagonistas elementos farinosos y proteicos, por lo que las legumbres y semillas toman un protagonismo especial, como se expone en algunas de las elaboraciones presentadas a continuación.

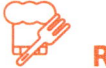 **RECETA**

Albóndigas de avena y alubias negras
- **Ingredientes:** 200 g copos de avena, 1 kg alubias negras cocidas, 4 dientes de ajo, 5 g perejil fresco, sal y pimienta negra, 70 g del producto lino + agua, harina de trigo, aceite de oliva virgen extra y jugo de limón.
- **Elaboración:**

  · Con ayuda de una batidora o trituradora de vaso, moler los copos de avena, con lo que obtendremos un polvo similar a la harina.
  · Machacar las alubias. Es ideal el uso de un pasapurés o machacadores de patatas, incluyendo en el proceso los dientes de ajos pelados y el perejil.
  · Unir el puré obtenido con la harina de avena obtenida. Salpimentar y añadir unas gotas de zumo de limón.
  · Añadir poco a poco el producto obtenido de la unión del lino y el agua, hasta obtener una textura que facilite la formación de bolas.
  · Pasar las bolas por harina y reservar en refrigeración.
  · En un sotel o recipiente que facilite la fritura, poner el aceite y freír las albóndigas.

Continúa en página siguiente >>

<< Viene de página anterior

· Retirar y añadir a la salsa o guiso utilizado para el servicio, terminando en él la cocción de las albóndigas.

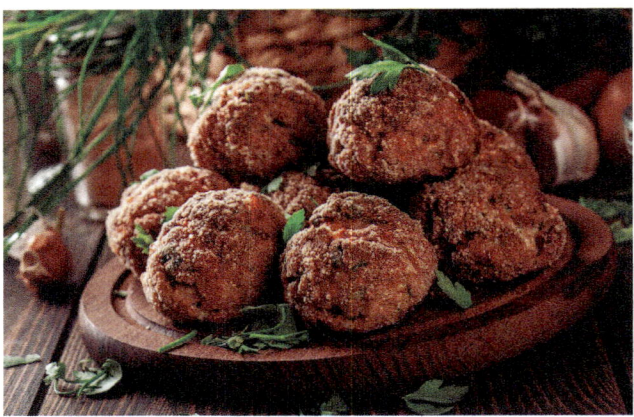

RECETA

Albóndigas de lentejas y boletus

· **Ingredientes:** 300 g lentejas cocidas, 400 g boletus frescos, 6 dientes de ajo, 200 g cebolla, 200 g copos de avena, 15 ml salsa de soja, 30 g del producto lino + agua, harina de trigo, aceite de oliva virgen extra y harina.

· **Elaboración:**

· Con ayuda de una batidora o trituradora de vaso, moler los copos de avena, obteniendo un polvo similar a la harina.
· Cortar la cebolla y los boletus en *brunoise.*
· Pochar la cebolla y añadir los boletus. Cocinar y reservar.
· Machacar las lentejas. Lo ideal el uso de un pasapuré o machacador de patatas, incluyendo en el proceso los dientes de ajos pelados.
· Unir el puré obtenido con la cebolla y el boletus. Añadir la harina de avena. Salpimentar, incluyendo la salsa de soja.
· Añadir poco a poco el producto obtenido de la unión del lino y el agua, hasta obtener una textura que facilite la formación de bolas.
· Pasar las bolas por harina y reservar en refrigeración.

Continúa en página siguiente >>

<< Viene de página anterior

- En un sotel o recipiente que facilite la fritura, poner el aceite y freír las albóndigas.
- Retirar y añadir a la salsa o guiso utilizado para el servicio, terminando en él la cocción de las albóndigas.

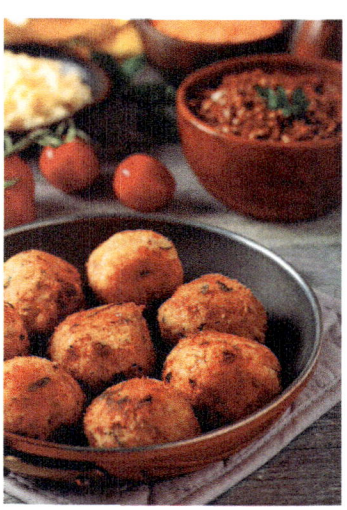

El proceso de fritura puede ser sustituido por el horneado de las bolas, siempre en horno seco y temperaturas por encima de los 180 °C.

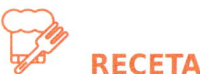 **RECETA**

Albóndigas de soja texturizada

- **Ingredientes:** 280 g soja texturizada, 200 g cebolla, 200 g copos de avena, 10 g ajo, 15 g perejil fresco, 30 g del producto lino + agua, harina de trigo y aceite de oliva virgen extra.
- **Elaboración:**

  - Hidratar la soja sumergiéndola en agua durante unos 20 min. Escurrir y reservar.
  - Cortar la cebolla en *brunoise* y pochar en aceite de oliva virgen extra.

Continúa en página siguiente >>

<< Viene de página anterior

- Triturar los copos de avena obteniendo una harina fina.
- En un mortero, machacar los ajos junto con el perejil fresco.
- Mezclar cada uno de los productos, obteniendo una masa única.
- A la masa anterior, añadir poco a poco el producto obtenido de la unión del lino y el agua, hasta obtener una textura que facilite la formación de bolas.
- Pasar las bolas por harina y reservar en refrigeración.
- En un sotel o recipiente que facilite la fritura, poner el aceite y freír las albóndigas.
- Retirar y añadir a la salsa o guiso utilizado para el servicio, terminando en él la cocción de las albóndigas.

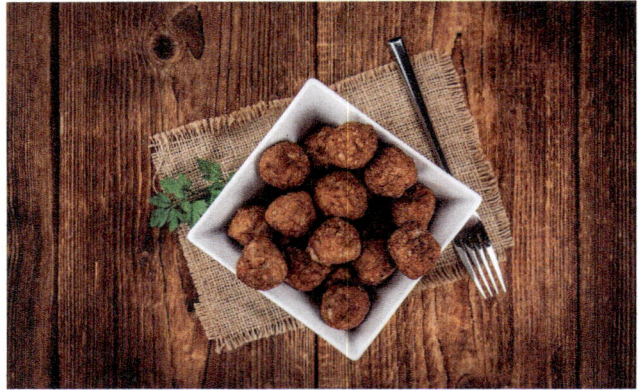

Si la masa obtenida queda muy seca, se puede añadir un poco de bebida de soja.

El servicio de albóndigas suele necesitar de alguna salsa de acompañamiento. Cumpliendo con las exigencias de una cocina vegana, son ejemplo la salsa de tomate tradicional o las salsas elaboradas a partir de majados. En este caso es característica la elaborada a base de pan, ajo, pimentón, almendra y caldo de verduras, condimentada con especies como el clavo de olor o el azafrán.

Hamburguesas

Bajo el concepto de hamburguesa se presentan infinidad de elaboraciones, según el tipo de ingredientes y la técnica utilizada para su cocinado. En todo caso, se trata de una pieza redondeada y aplastada, servida entre dos piezas de pan, acompañada o no de diversos ingredientes.

En la actualidad, al servicio de hamburguesas tradicionales se les suman otras que, elaboradas a partir de una bola de masa, se aplasta durante su cocinado, con lo que se obtiene una "hamburguesa" muy fina y sabrosa, con una superficie especialmente dorada y caramelizada, con bordes crujientes, lo que aporta un sabor más intenso. Estas son las denominadas *smash burgers.*

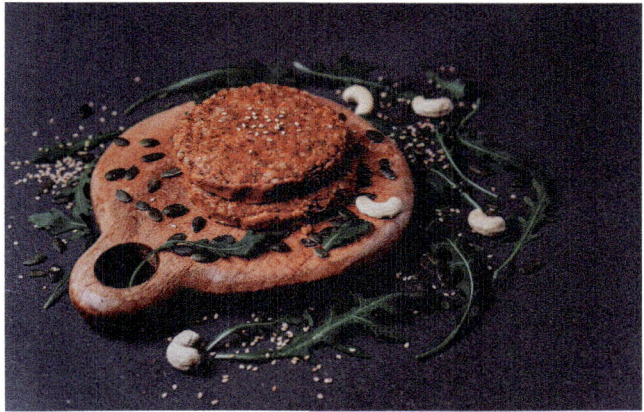

Hamburguesa de frutos secos y calabaza

La presentación, servicio y consumo de las hamburguesas requieren de forma implícita el uso de pan. Por sus ingredientes básicos, esto no debe suponer un problema para el comensal, al igual que algunos de los ingredientes que se le adicionan, como puede ser el kétchup, la lechuga o el tomate. No obstante, no son los únicos ingredientes utilizados para complementar el servicio de la hamburguesa, hay que valorar en todo caso y optar por opciones obtenidas a partir de ingredientes vegetales como, por ejemplo, el beicon obtenido a partir de láminas de berenjena, zanahoria o papel de arroz.

Partiendo del uso de ingredientes vegetales, a continuación se presentan algunos ejemplos de hamburguesas vegetales.

RECETA

Hamburguesa de soja texturizada

- **Ingredientes:** 240 g soja texturizada, 30 g preparado de lino y agua, 100 g cebolleta fresca, 15 g pimentón dulce, sal y pimienta, pan rallado y aceite de oliva virgen extra.
- **Elaboración:**

  - Hidratar la soja en agua durante unos 20 min.
  - Escurrir y reservar.
  - Cortar la cebolleta en *brunoise*.
  - Unificar la soja junto con el resto de los ingredientes, buscando obtener una textura que permita dar forma al preparado. Salpimentar.
  - El pan rallado solo será adicionado en caso requerido según la textura de la mezcla.
  - Dar forma y colocar sobre papel de horno para su manejo. Se puede incluir un poco de pan rallado, a fin de propiciar un color más intenso durante el proceso de cocinado.
  - Marcar en plancha o sotel adicionado de unas gotas de aceite de oliva virgen extra.

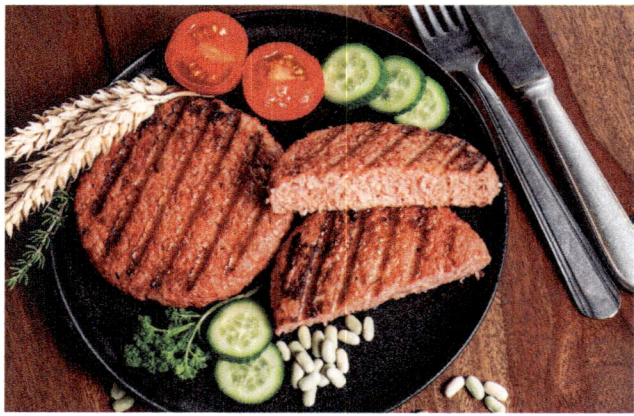

RECETA

Hamburguesa de mijo y verduras

- **Ingredientes:** 900 ml caldo de verduras, 300 g mijo, 50 g preparado de lino y agua, 100 g cebolleta fresca, 100 g zanahoria, 100 g calabacín, sal y pimienta, mejorana, pan rallado y aceite de oliva virgen extra.
- **Elaboración:**

  · Lavar el mijo y cocer en el caldo de verduras. Escurrir y reservar.
  · Cortar la cebolleta, la zanahoria y el calabacín en *brunoise* y cocinar en sotel. Salpimentar y añadir el mijo cocido. Añadir la mejorana y, si es necesario, un poco de pan rallado para facilitar su formado.
  · Dar forma y colocar sobre papel de horno para su manejo. Se puede incluir un poco de pan rallado a fin de propiciar un color más intenso durante el proceso de cocinado.
  · Marcar en plancha o sotel adicionado de unas gotas de aceite de oliva virgen extra.

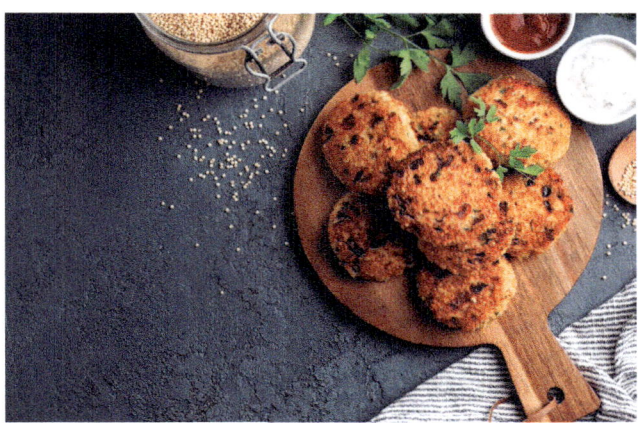

Escalopes

Los escalopes son filetes finos, normalmente empanados (aunque existe la indicación "a la milanesa", que sí exige la necesidad de empanado).

En nuestro caso, el filete debe ser de origen vegetal. La forma o formato dado es lo que realmente le da nombre a la elaboración. De forma tradicional, un producto vegetal empleado ha sido la berenjena, la cual, tras ser marinada en especias, es empanada y frita. No obstante, el desarrollo de productos como el seitán ha permitido incluso el uso de la denominación "escalope" con servicio a la plancha o parrilla, como su homólogo omnívoro.

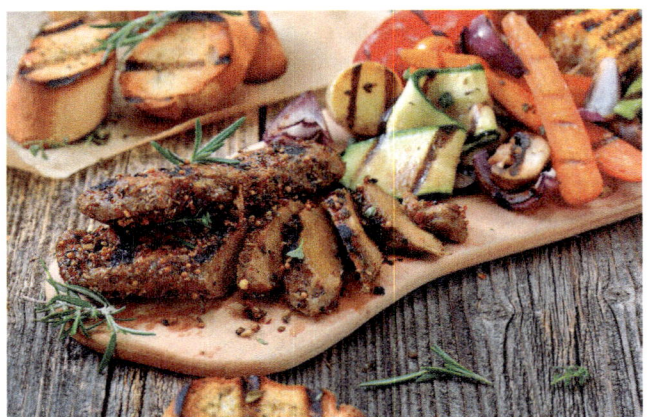

Escalope de seitán a la parrilla

Dado que la elaboración que explicar utilizará el seitán como ingrediente básico, es importante indicar que este es un producto vegetal obtenido del gluten de trigo, con un porcentaje proteico similar al de la carne, pero libre de grasas. Este producto, normalmente adquirido, puede ser además marinado o sometido a todo tipo de cortes, por lo que puede utilizarse como sustitutivo de la carne, tanto en este tipo de elaboración como en cualquier otra.

El escalope de seitán, ya sea a la parrilla o a la plancha, solo requiere ser cortado en la forma característica de filete fino o delgado (escalope), ungirlo de aceite y añadirle sal, pimienta, así como especias como el tomillo, el romero o el orégano. A su vez, puede ser sometido a marinado en salsa de soja o marcado en sotel; con aceite, ajo y romero, rociado a su vez con cítricos; flambeado con licores, etc.

 IMPORTANTE

El seitán se obtiene de la parte proteica del trigo (gluten). Por tanto, su consumo estará restringido para personas celiacas o alérgicas al gluten, en general.

A modo de ejemplo, se exponen las siguientes elaboraciones:

RECETA

Escalope milanés de berenjena

- **Ingredientes:** 300 g berenjena (1 pieza por persona), 5 g orégano, 5 g perejil, 5 g ajo, 60 g harina de trigo, 60 ml agua, 120 g pan rallado o panko, sal y pimienta y aceite de oliva virgen extra.
- **Elaboración:**

  · Lavar y pinchar las berenjenas. Embadurnar con aceite y asar al horno a 180 °C durante unos 45 min. Retirar y dejar enfriar.
  · Pelar las berenjenas, dejando el pedúnculo, y aplastar entre dos papeles de horneado dando forma de escalope (1 cm de grosor aproximadamente).
  · Pelar el ajo y cortar junto con el perejil en *brunoise*.
  · En un bol, incluir el ajo y el perejil picado, sal, pimienta y el orégano. Añadir la harina, el agua y unas gotas de aceite de oliva virgen extra. Batir ligeramente y obtener una pasta ligera.
  · Pasar la berenjena, en primer lugar, por la pasta elaborada. A continuación, pasar por pan rallado o panko.
  · Freír en abundante aceite de oliva virgen extra hasta obtener una textura crujiente y color dorado.

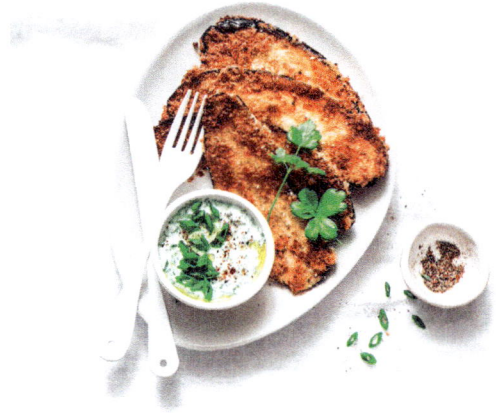

RECETA

Escalope de seitán a la pimienta

- **Ingredientes para el seitán:** 480 g alubias blancas cocidas, 50 g remolacha cocida, 2 dientes de ajo, 5 g pimentón picante, 100 ml vino tinto, 360 ml agua caliente, 3 g sal, g ralladura limón, 400 g gluten en polvo y humo líquido.
- **Otros ingredientes:** 5 g pimienta molida, 3 g sal, 20 ml aceite de oliva, 30 ml salsa de soja, 10 g mostaza a la antigua y 20 g miel de caña de azúcar.
- **Elaboración:**

  · En un vaso batidor o túrmix, incluir todos los ingredientes descritos para la realización del seitán, a excepción del gluten en polvo. Turbinar hasta obtener una mezcla fina y homogénea.
  · Añadir al preparado anterior el gluten y amasar hasta integrar todos los ingredientes, hasta que quede una masa elástica y firme. Dividir la masa y darle forma de escalope. Poner en refrigeración durante al menos 1 h.
  · En una vaporera o cocedera de vapor, introducir los escalopes, durante unos 40 min.
  · Retirar los filetes cocidos y dejar enfriar para que adquieran una mayor rigidez.
  · En un bol, incluir el resto de los ingredientes descritos, obteniendo una pasta ligera que servirá para ungir los filetes, que serán marcados en un sotel, plancha o parrilla, hasta obtener un color dorado homogéneo y característico.

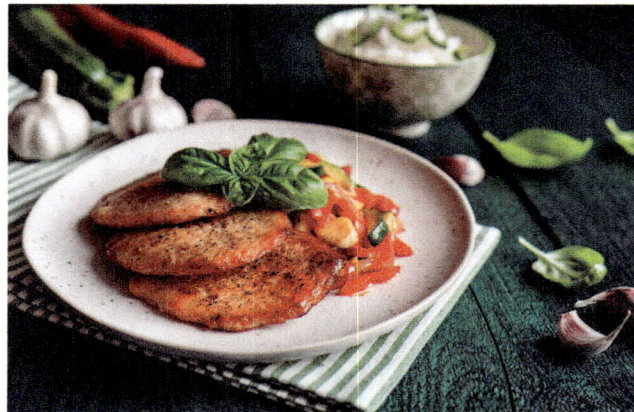

El color del seitán variará según las alubias empleadas, dando lugar a escalopes con colores más o menos intensos, que recordarán a las distintas especies animales. La remolacha puede ser sustituida por la misma cantidad de alubias, consiguiendo así un seitán muy claro, que recuerda a la carne de pollo o cerdo.

 TAREA 4

Entre los productos utilizados para la elaboración de algunos platos ofrecidos en Veggie's restaurant, se describe el agua de cocción de los garbanzos, el tofu texturizado, las semillas de lino o chía.

¿Qué aporta cada uno de estos productos cuando son utilizados como base de algunas de las elaboraciones culinarias indicadas para el seguimiento de unas pautas alimentarias vegetarianas y veganas? Justifica tu respuesta.

- -

7. Pasteles salados al horno

 HILO CONDUCTOR

Por necesidades de expansión, la cadena de restauración Veggie's restaurant ha lanzado una línea de productos *take away*, es decir, comida para llevar, en la que los pasteles salados tienen una gran aceptación, dada su facilidad de consumo. En nuestro caso están representados por pequeños bollos en los que están presentes ingredientes de relleno como el repollo, las pasas, el boniato, etc., así como el pimentón, el jengibre o semillas como el sésamo.

- -

La definición de pastel hace referencia a la elaboración obtenida a partir de una masa de harina y grasa, cocida al horno. Puede envolver ingredientes y elaboraciones tanto dulces como salados. En nuestro caso, dicha grasa será vegetal (es prioritario, en los casos que la fórmula lo permita, el uso del aceite de oliva virgen extra). A su vez, la harina puede ser sustituida por otros elementos vegetales ricos en fécula, como la patata, que ofrece una gran versatilidad.

Por extensión, dentro de esta tipología de productos se van a incluir los denominados quiches, pasteles hechos con una base de pasta sobre la que se pone una mezcla de ingredientes que van cocidos al horno. También las empanadas, que incluirán todo tipo de rellenos (se emplearán en todo caso fórmulas en las que los ingredientes tengan naturaleza vegetal).

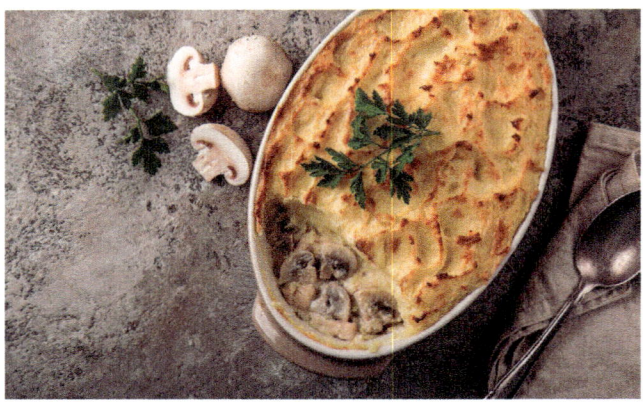

Pastel de patata, champiñones y crema de soja

Algunos ejemplos para este tipo de elaboraciones se describen a continuación.

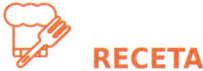 **RECETA**

Quiche de verduras y soja
- **Ingredientes para la masa:** 200 g margarina vegetal, 400 g harina de sarraceno, 60-80 g agua y sal.
- **Ingredientes para el relleno:** 400 g semillas de soja, 500 ml nata de soja, 300 g cebolleta, 1,5 kg de verduras (brócoli, calabacín, berenjena, pimiento rojo, etc.), 1 g agar-agar, sal y pimienta blanca.
- **Elaboración:**

  · Introducir en un bol o amasadora la harina la margarina vegetal en pomada y una pizca de sal. Amasar y añadir el agua, poco a poco, hasta obtener una masa homogénea, compacta y seca.
  · Estirar la masa sobre el molde de cocción. Hornear en blanco durante unos 20 min a 180 ºC.
  · Para el relleno, cortar la cebolleta en *brunoise* y fondear junto con un poco de aceite de oliva.

Continúa en página siguiente >>

<< *Viene de página anterior*

- Cortar el brócoli en pequeños ramilletes y cocer, así como el resto de las verduras, pudiendo diferenciar entre aquellas que requieren de cocción al vapor o ebullición y las que pueden ser cocinadas directamente. Se añadirán a la cebolla pochada.
- Cocer las semillas de soja.
- Unificar todos los ingredientes vegetales y, tras disolver el agar-agar en la nata de soja, añadir y cocinar. Salpimentar. Una vez realizada la cocción y dejado atemperar, verter sobre la masa y dejar cocinar durante 30 min.
- Retirar y refrigerar, consiguiendo así que el relleno adquiera una textura semicompacta, lo que propiciará su posterior racionado y servicio, tanto en frío como en caliente.

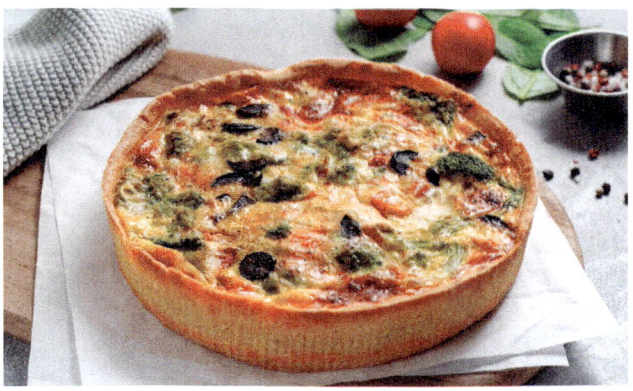

 **RECETA**

Pastel de patata y tofu
- **Ingredientes:** 1 kg patata, 150 ml bebida de soja, 400 g tofu texturizado, 150 g lentejas cocidas, 200 g cebolla, 3 dientes de ajo, 700 g tomate triturado, 10 ml salsa de soja, 1 hoja de laurel, orégano, sal y pimienta, nuez moscada y aceite de oliva virgen extra.
- **Elaboración:**

  - Lavar y asar o cocer la patata. Pelar y pasar por el pasapuré. Añadir la bebida de soja y unos 30 ml de aceite de oliva virgen extra. Salpimentar

Continúa en página siguiente >>

<< Viene de página anterior

y añadir la nuez moscada. Probar, rectificar tanto de sabor como de textura y reservar.

· Hidratar la soja en agua durante unos 20 min y escurrir. Hacer presión para eliminar el agua sobrante.

· Cortar la cebolla y el ajo en *brunoise.*

· En un sotel, añadir el ajo y dorar. A continuación, añadir la cebolla y cocinar hasta que quede tierna. Añadir las lentejas, cocinar, añadir el orégano, el laurel y el tomate triturado. Cocinar hasta obtener una textura similar a la boloñesa tradicional.

· En una bandeja, poner una base de puré de patata. A continuación, añadir la elaboración resultante del tofu texturizado y cubrir nuevamente con el puré de patata.

· Poner en el horno y cocinar, con lo que se obtiene un bonito color dorado en la superficie de la preparación.

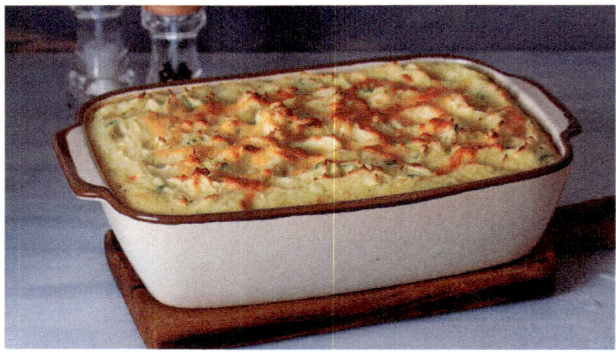

RECETA

Empanada de verduras

· **Ingredientes para la masa:** 500 g harina de trigo, 100 ml aceite y jugos obtenidos del sofrito que realizar, 125 ml agua, sal y bebida concentrada de soja.

· **Ingredientes para el relleno:** 500 g espárragos verdes, 500 g pimientos rojos lamuyo, 250 g cebolla, 100 g calabacín, 100 g berenjena, 200 g tomate triturado, 3 dientes de ajo, sal y pimienta, orégano y aceite de oliva virgen extra.

Continúa en página siguiente >>

<< *Viene de página anterior*

- **Elaboración:**

  · En primer lugar, será necesario realizar el relleno, para obtener los jugos que se incluirán como parte de los ingredientes de la masa, obteniendo así mejor sabor y color de la masa.
  · Cortar en dados los espárragos, los pimientos, la berenjena y el calabacín.
  · Cortar en *brunoise* el ajo y la cebolla.
  · En un sotel, incluir, junto con un poco de aceite, el ajo y la cebolla. Dorar e incluir el resto de las verduras por orden de dureza. Cocinar y añadir el tomate triturado. Cocinar y salpimentar, añadiendo a su vez el orégano.
  · El relleno quedará listo. Se pone entonces en un escurridor y se obtiene parte de su jugo.
  · Para la masa, poner todos los ingredientes en un bol de amasado y trabajar hasta obtener una masa tan fina y homogénea que permita ser trabajada.
  · Estirar sobre una bandeja o papel de horno hasta obtener dos rectángulos, que servirán como base y tapa.
  · Rellenar y pegar, haciendo uso del concentrado de soja en sus bordes para facilitar el pegado de la masa.
  · Pintar la tapa con el mismo concentrado de soja y hornear unos 30 min. Se consigue así una base crujiente y un bonito color dorado en la superficie de la masa.

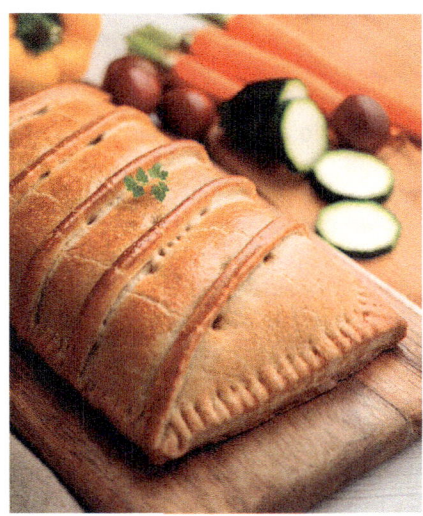

8. Masas de hojaldre rellenas

☞ HILO CONDUCTOR

En la cadena de restauración Veggie's restaurant, los ingredientes utilizados para hacer el hojaldre son de procedencia vegetal, es decir, no se incluyen elementos como la manteca de cerdo o el huevo para el pintado. En este caso, se utiliza una margarina vegetal de excelente calidad, así como un concentrado de bebida de soja para pintar y dar color a la preparación. Existen multitudes de elaboraciones con este producto, tanto dulces como saladas.

- -

El hojaldre es una de las elaboraciones clásicas de la cocina y la pastelería, de gran aceptación y versatilidad. Su formulación puede ser llevada a cabo a base de ingredientes vegetales. Los ingredientes básicos de una fórmula básica son harina de trigo, agua, margarina vegetal y sal, lo que facilita a esta masa su principal característica, el laminado al que debe ser sometida. La formulación y método de elaboración permite diferenciar entre cuatro tipos de hojaldre: común, invertido, rápido y mitad/mitad.

En este caso, la descripción se llevará a cabo en torno al hojaldre común, cuya receta y método de elaboración son los que siguen:

➲ Ingredientes:

- ↻ 750 g harina de fuerza
- ↻ 250 g harina floja
- ↻ 415 g agua
- ↻ 20 g sal
- ↻ 900 g margarina vegetal

➲ Método de elaboración:

- ↻ Tamizar las harinas y unificar.
- ↻ Realizar un volcán con la harina tamizada e incorporar la sal.
- ↻ Agregar parte de agua dentro del volcán y empezar a amasar, removiendo con los dedos.
- ↻ Añadir más agua a medida que lo necesite, hasta obtener una masa dúctil y lo más lisa posible (amasijo).
- ↻ Dejar reposar tapada con un paño en refrigeración.
- ↻ Trabajar la margarina, amasándola hasta conseguir un producto maleable (empaste).

〇 Al amasijo hacerle un corte en forma de cruz y estirar la masa, hasta que permita encerrar el empaste.
〇 Aplastar y laminar.
〇 Obtenida la masa, reservar en refrigeración.

Obtenida la masa de hojaldre, los cortes y rellenos utilizados hacen posible diferenciar entre distintas elaboraciones, muchas de ellas con nombre propio, como son las milhojas o los *vol-au-vent* o empanadas de hojaldre, en las que esta masa es protagonista. El relleno utilizado es el que facilitará su sabor, diferenciando entre dulce y salado.

Como ejemplos de elaboraciones de masas de hojaldre rellenas están las que se describen a continuación.

RECETA

Vol-au-vent de champiñones, piñones y pasas

* **Ingredientes:** 500 g masa de hojaldre, 600 g champiñones portobello, 100 g piñones, 100 g pasas, 200 ml crema de soja, sal y pimienta, romero y aceite de oliva virgen extra.
* **Elaboración:**

  · Marcar la plancha de hojaldre con la forma característica de *vol-au-vent* y poner sobre una bandeja de horno. Pintar con la crema de soja. Cocer en horno seco a unos 220 ºC durante unos 10 min (valorar el tiempo según las características del horno y el tamaño del producto que se esté cocinando).
  · Tostar los piñones.
  · Cortar los champiñones en *brunoise* y cocinar con unas gotas de aceite de oliva virgen extra y el romero. Añadir los piñones tostados y las pasas. Cocinar hasta reducir, caramelizándose a su vez por el azúcar que desprende durante la cocción las pasas. Añadir la crema de soja y terminar de salpimentar.
  · Rellenar los *vol-au-vent* con el preparado de champiñones. Puede incluirse, como adorno, parte de piñones tostados o alguna pasa.

Continúa en página siguiente >>

<< Viene de página anterior

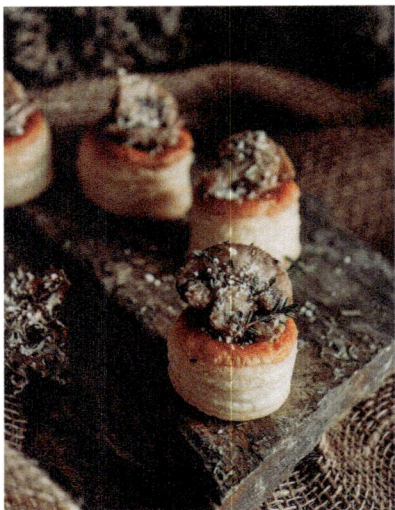

RECETA

Saladitos de espinacas y mijo

- **Ingredientes:** 500 g masa de hojaldre, 300 g espinaca, 100 g chalota, 200 g mijo, 120 ml crema de soja, 200 g avellana, sal, pimienta y aceite de oliva virgen extra.
- **Elaboración:**

  - Cortar el hojaldre en pequeños rectángulos.
  - Cortar la chalota en *brunoise* y cocinar con unas gotas de aceite de oliva virgen extra. Añadir la espinaca y cocinar.
  - Tostar las avellanas y picar, dejando trozos más o menos irregulares. Añadir a la espinaca cocinada.
  - Cocer el mijo, después de lavarlo. Cocer en agua en ebullición durante unos veinte minutos, teniendo en cuenta que el agua de cocción debe ser al menos dos veces y media más que la cantidad de mijo, es decir, al menos 700 ml.
  - Unir el mijo cocido con la preparación anterior.

Continúa en página siguiente >>

<< Viene de página anterior

- En cada uno de los rectángulos incluir una tira de relleno y cerrar, poniendo el cierre hacía debajo, evitando que así se abra durante la cocción.
- Poner sobre una bandeja de horno. Pintar con la crema de soja. Cocer en horno seco a unos 220 ºC durante unos 15 min (valorar el tiempo según las características del horno y el tamaño del producto que se esté cocinando).

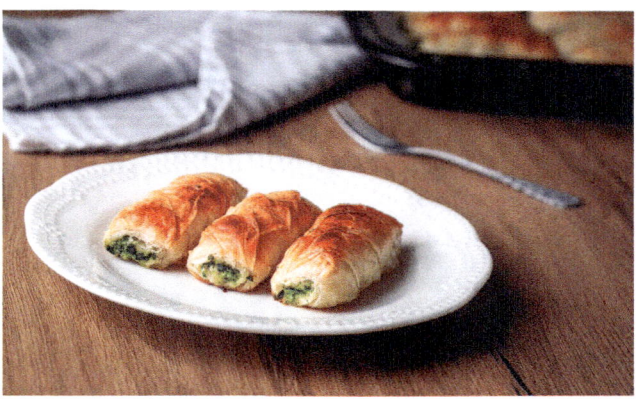

El formato dado a los saladitos puede ser variado. Es común la fórmula rectangular, pero son posibles otras formas: triangulares, en forma de bolsita...

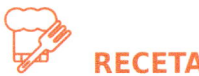

RECETA

Empanadillas de hojaldre, con calabaza y pera
- **Ingredientes:** 500 g masa hojaldre, 500 g calabaza, 200 g pera, sal y pimienta, comino, caldo de verduras, aceite de oliva virgen extra y sirope de agave.
- **Elaboración:**

  - Estirar el hojaldre y cortarlo en pequeños círculos.
  - Asar la calabaza y la pera en el horno. Reservar.
  - Turbinar la calabaza y cortar la pera en pequeños dados. Unir, salpimentar y añadir el comino. Si el conjunto queda con una textura dura, añadir caldo de verduras.

Continúa en página siguiente >>

<< Viene de página anterior

· Rellenar las empanadillas y sellarlas dándoles forma de media luna.
· Poner en una bandeja de horno y pintar con el sirope de agave.
· Hornear en horno a unos 200 ºC, durante unos 15 min, vigilando en todo momento el producto.

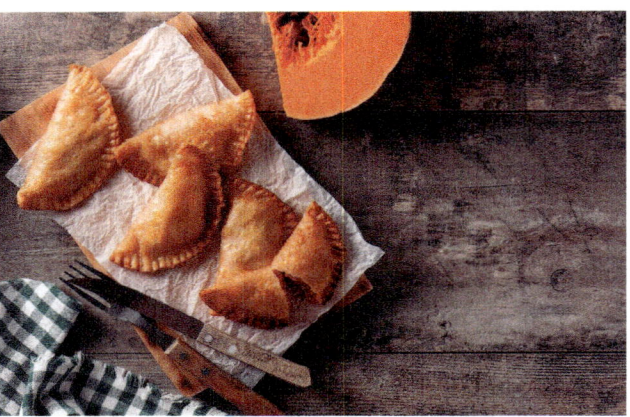

Esta elaboración puede ser horneada o frita. El consejo es que se hornee, porque así adquiere un menor porcentaje graso. En caso de optar por la opción de fritura, no será necesario pintar el hojaldre de forma previa, ya que el aceite de la cocción transmitirá color.

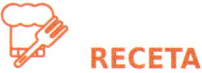

RECETA

Vol-au-vent de crema de mango y merengue vegano

- **Ingredientes:** 500 g masa de hojaldre, crema de soja para pintar hojaldre, 200 ml agua de cocción garbanzos, 600 g azúcar glas, 700 g mango limpio, 300 g azúcar moreno, esencia de vainilla y zumo de limón.
- **Elaboración:**

· Marcar la plancha de hojaldre con la forma característica de *vol-au-vent* y poner sobre una bandeja de horno. Pintar con la crema de soja. Cocer en horno seco a unos 220 ºC durante unos 10 min (valorar el tiempo según las características del horno y el tamaño del producto que vamos a cocinar).

Continúa en página siguiente >>

<< Viene de página anterior

- Batir el mango y añadir la esencia de vainilla y unas gotas de limón. Poner a cocer junto con el azúcar moreno. Cocinar hasta obtener el color y la consistencia deseada. Tener presente que, cuando el preparado se enfría, quedará más compacto. Dejar enfriar y meter en una manga pastelera.
- Poner el agua de cocción de los garbanzos en refrigeración. Cuando adquiera una temperatura de entre 2 y 4 ºC, con ayuda de unas varillas, batir, añadiendo el azúcar glas. Cuando se obtenga la textura característica, poner en una manga pastelera.
- Los *vol-au-vent* deben ser rellenados con la crema de mango, adicionando a continuación del merengue vegano.
- Con un soplete, caramelizar la superficie de la preparación y consumir.

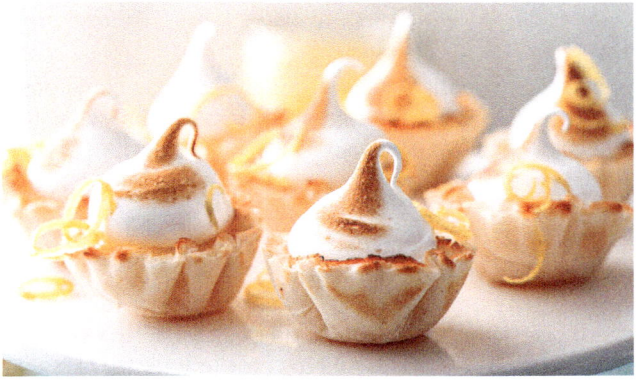

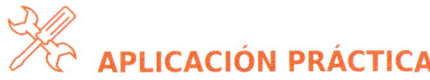 **APLICACIÓN PRÁCTICA**

En Veggie's restaurant se sirve el hojaldre en varias elaboraciones, tanto dulces como saladas, por lo que saber sus ingredientes y técnicas de elaboración es fundamental. ¿Sabrías indicar los ingredientes básicos utilizados en su elaboración?

Solución

Los ingredientes básicos para llevar a cabo la realización de una masa de hojaldre son la harina de fuerza y la harina floja, el agua, la sal y la margarina vegetal.

Continúa en página siguiente >>

<< Viene de página anterior

Esta masa no lleva azúcar ni requiere de elementos de fermentación, ya que será el laminado aplicado en su elaboración, lo que permite la formación de capas, aumentando su volumen.

---

9. Postres: pasteles, flanes, galletas, bombones, etc.

☞ **HILO CONDUCTOR**

Las opciones vegetarianas y veganas ofrecidas como postre en la cadena de restauración Veggie's restaurant tienen como protagonistas las frutas y los frutos secos, minimizando el uso de azúcares refinados. Entre la oferta destacan: flanes, galletas, bombones y pasteles en general.

Ingredientes como el huevo, la mantequilla o la leche están presentes en un alto porcentaje de fórmulas de pastelería. No obstante, su sustitución es posible, gracias al uso de nuevos productos y técnicas de elaboración. A su vez, es necesario valorar las fórmulas o recetas en las que de forma natural solo se describen ingredientes vegetales, en los que las frutas, cereales y semillas tienen un protagonismo singular.

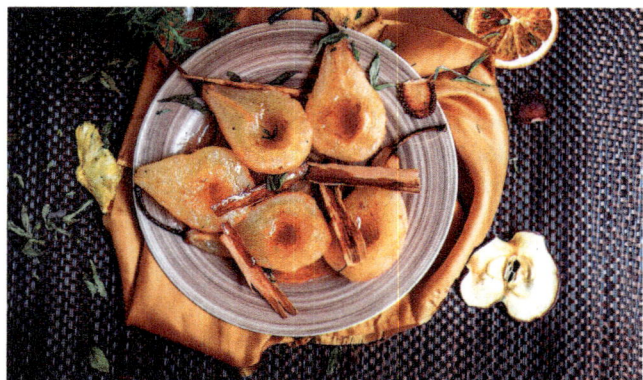

Peras confitadas en vino blanco, miel de caña de azúcar y canela

Según las técnicas de elaboración, los ingredientes y las formas obtenidas, los postres pueden ser presentados y/o agrupados bajo distintas denominaciones. En este caso se diferenciará entre pasteles, flanes, galletas, bombones y otros productos, en los que están presentes los *crêpes,* las tortitas, los helados, etc.

9.1. Pasteles

Se entiende como pastel una elaboración dulce, servida como postre, con o sin relleno, elaborada con harinas y grasas y cocinada al horno. Es posible diferenciar como ejemplos las siguientes recetas o elaboraciones:

 RECETA

Brownie de chocolate y arándanos
- **Ingredientes:** 125 g plátano maduro, 225 ml bebida de almendras, 50 g almendras, 100 g nueces, 150 g dátiles sin hueso, 200 g harina de avena, 60 g cacao en polvo, 100 g chocolate de cobertura, 10 g bicarbonato, 150 g arándanos y esencia de vainilla.
- **Elaboración:**

  - En un vaso triturador o túrmix, incluir el plátano pelado, la bebida de almendras, los dátiles y la vainilla. Turbinar hasta obtener una masa muy fina. Añadir el cacao, la harina de avena y el bicarbonato. Mezclar con ayuda de una paleta.
  - Machacar los frutos secos descritos y añadir a la mezcla anterior. Añadir los arándanos, considerando dejar algunos para decorar, al igual que parte de los frutos secos.
  - Untar con margarina vegetal un molde y verter la mezcla obtenida.
  - Hornear durante unos 25 min. Dejar enfriar y desmoldar.
  - Fundir el chocolate y napar el *brownie* cocinado. Cortar en cuadrados y refrigerar. Así quedará listo para consumirse.

Continúa en página siguiente >>

<< Viene de página anterior

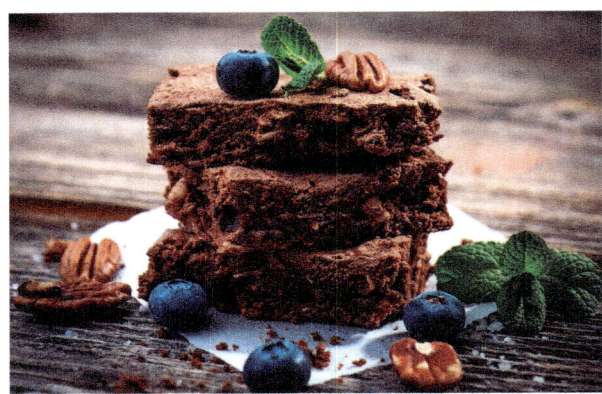

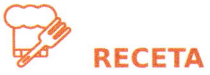 **RECETA**

Pastel de soja, vainilla y fresas

- **Ingredientes:** 250 ml bebida de soja, 210 g yogur de soja, 125 ml aceite de oliva virgen extra, 300 g harina de trigo, 10 g levadura en polvo, 25 g harina de maíz, 250 g azúcar moreno, esencia de vainilla, almendras en granillo tostadas, 250 g fresas, 100 g azúcar, 3 hojas de gelatina y 500 ml agua.
- **Elaboración:**

  - En una batidora de varillas incluir el yogur de soja, el aceite de oliva virgen extra y el azúcar moreno. Emulsionar.
  - Añadir a la mezcla anterior la harina, la levadura y la ralladura de un limón. Batir hasta obtener una emulsión cremosa.
  - Poner la mezcla en un molde previamente engrasado y hornear a 180 °C durante unos 20 min.
  - Retirar del molde y poner en un molde de disco o aro para, a continuación, montar el pastel. Reservar.
  - Diluir la harina de maíz en parte de la bebida de soja.
  - El resto de la bebida de soja se llevará a cocción junto con 50 g azúcar y la vainilla. Añadir la harina de maíz diluida previamente y cocer, hasta obtener una crema fina.
  - Verter dicha crema sobre el bizcocho y dejar enfriar.
  - En un cazo o sotel, poner las fresas troceadas y cocinar junto con los 50 g de azúcar restantes. Añadir el agua y cocer.

Continúa en página siguiente >>

<< Viene de página anterior

- Añadir a la mezcla anterior la gelatina previamente hidratada. Cocer hasta obtener una textura cremosa.
- Dejar atemperar y verter sobre el pastel, sin retirar el aro. Dejar enfriar en refrigeración.
- Finalmente, quitar el aro y cubrir los bordes con la almendra en granillo.

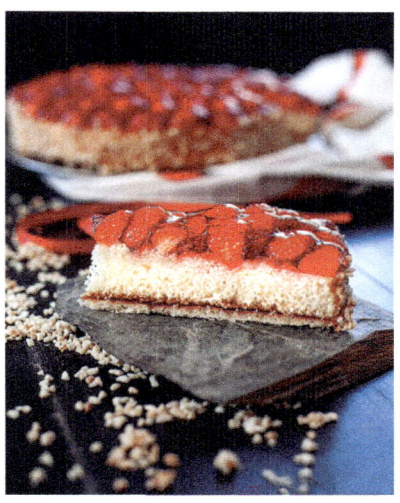

9.2. Flanes

El flan es una preparación dulce elaborado a partir de yemas de huevo, leche y azúcar, cuajado al baño maría, dentro de un molde generalmente bañado de caramelo. Puede estar o no aromatizado, así como incluir otros ingredientes como harinas. En el caso de apostar por una elaboración destinada al seguimiento de una cocina vegetariana, es necesaria la eliminación del huevo y apostar en nuestro caso por ingredientes como el agar-agar o la gelatina, elementos que facilitarán la textura característica al preparado. A su vez, la leche, otro de los ingredientes fundamentales, será sustituida por bebidas vegetales, como son las procedentes de la soja, el coco o la almendra, por ejemplo.

Como se ha indicado en la definición, la cocción característica de esta elaboración se lleva al baño maría. No obstante, la reformulación hace que este proceso no sea requerido, ya que tanto el agar-agar como la gelatina, una vez que alcanzan una temperatura elevada en su preparación, adquieren su textura tras ser sometida a refrigeración.

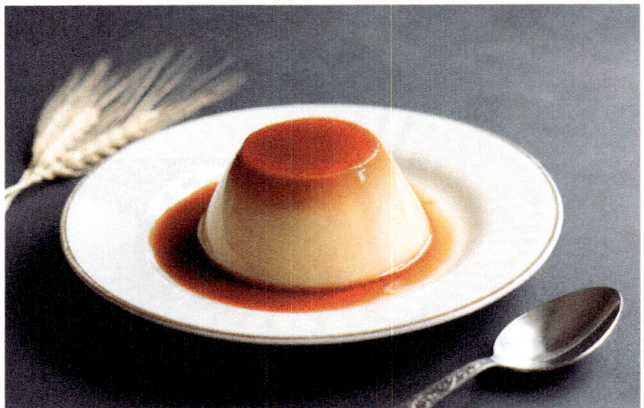

Flan de vainilla vegano

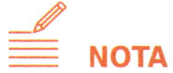 **NOTA**

Con el mismo principio de elaboración de los flanes es posible la realización de los denominados *puddings*, incluyendo en su formulación bizcocho, panes, fruta seca o escarchada, productos con base vegetal.

La formulación de los flanes con base vegetal y su método de elaboración es común. Es fundamental saber que para coagular un litro de producto con agar-agar se tendrán que usar entre 5 y 6 g/l. En cambio, el uso de la gelatina requiere de hasta 45 g/l de producto que coagular. En cuanto al proceso, cabe decir que el agar-agar no requiere de hidratación previa, que puede ser diluido directamente en el preparado. La gelatina, normalmente en forma de hojas o polvo, sí que requiere de hidratación.

A continuación, se presentan algunos ejemplos de esta gama de elaboraciones.

RECETA

Flan de coco

- **Ingredientes:** 500 ml bebida de coco, 50 g azúcar blanquilla, 3 g agar-agar, esencia de coco, piel de limón, esencia de almendra amarga, salsa de caramelo y coco rallado.
- **Elaboración:**

  - En un cazo, incluir cada uno de los ingredientes descritos, a excepción del agar-agar y el coco rallado. Llevar a ebullición y dejar infusionar.
  - Colar para retirar la piel de limón.
  - Levantar (volver a calentar hasta llegar a ebullición) y añadir el agar-agar. Cocer durante unos minutos a fuego medio y reservar.
  - Añadir a cada una de las flaneras la salsa de caramelo y poner en refrigeración para que esta coja una textura más densa.
  - Verter sobre cada una de las flaneras caramelizadas el preparado y volver a dejar en refrigeración hasta que adquiera la textura característica.
  - Desmoldar en el momento de servicio y añadir un poco de coco rallado en su superficie.

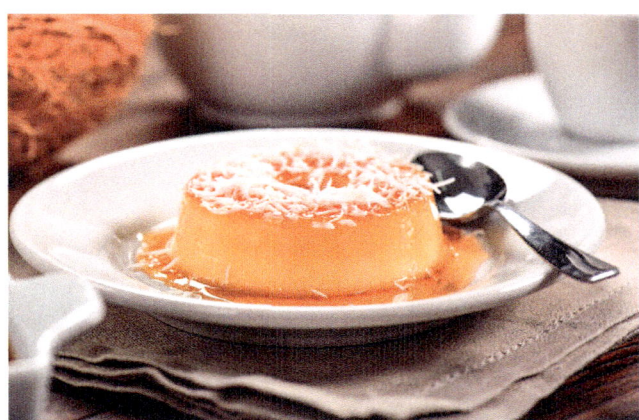

Para hacer el caramelo rubio, se requiere poner en un cazo azúcar blanquilla hidratada y cocerla hasta los 145-150 °C. Añadir unas gotas de limón para evitar que se cristalice. En caso necesario, también un poco de agua, una vez que se ha adquirido el color deseado.

RECETA

Flan de batata/boniato

- **Ingredientes:** 600 ml bebida de soja, 280 g puré de boniato, 180 g azúcar moreno, canela en rama, piel de limón, 4 g agar-agar y salsa de caramelo.
- **Elaboración:**

  · En un cazo, incluir la bebida de soja, el azúcar moreno, la piel de limón y la canela en rama; cocer e infusionar; colar y retirar la canela y el limón.
  · Añadir el agar-agar y el puré de boniato. Mover enérgicamente para diluir el puré, hasta que quede una crema ligera. Al primer hervor, retirar.
  · Añadir a cada una de las flaneras la salsa de caramelo y poner en refrigeración para que esta coja una textura más densa.
  · Verter sobre cada una de las flaneras caramelizadas el preparado y volver a dejar en refrigeración hasta que adquiera la textura característica.
  · Desmoldar en el momento de servicio.

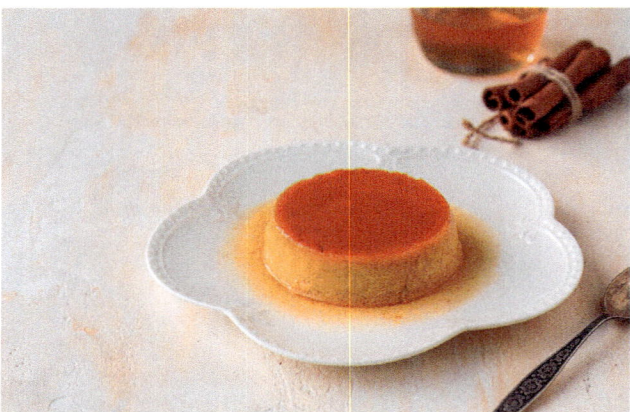

Para el puré de boniato, se partirá del lavado y asado de las batatas en el horno, pelado y pasado por pasapuré. Reservar cubierto con su piel, para evitar que adquiera un color gris por la oxidación.

 **RECETA**

Flan de chocolate

- **Ingredientes:** 600 ml bebida de almendra, 150 g azúcar moreno, 60 g chocolate negro, 30 g cacao en polvo, 4 g agar-agar, salsa de caramelo, esencia de vainilla y canela en polvo.
- **Elaboración:**

  - En un cazo, incluir la bebida de almendra, el azúcar moreno, la vainilla y la canela. Infusionar. Colar. Levantar y añadir el chocolate y el cacao en polvo. Una vez disuelto, añadir el agar-agar. Cocer unos segundos y retirar del fuego.
  - Añadir a cada una de las flaneras la salsa de caramelo y poner en refrigeración para que esta coja una textura más densa.
  - Verter sobre cada una de las flaneras caramelizadas el preparado y volver a dejar en refrigeración hasta que adquiera la textura característica.
  - Desmoldar en el momento de servicio.

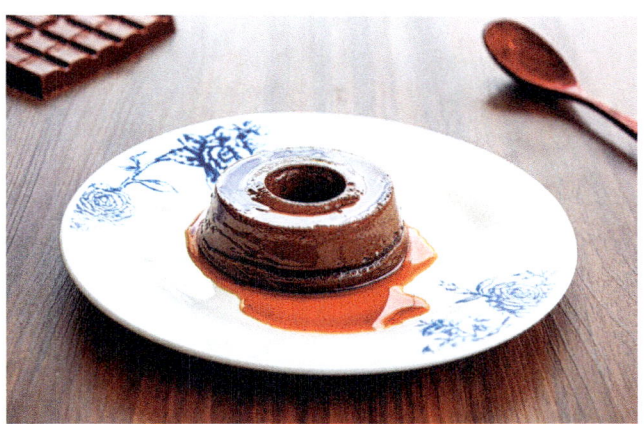

Otro postre característico y con nombre propio es la *panna cotta*. Puede derivar de los mismos principios que los descritos como flanes con base de gelatina o agar-agar.

9.3. Galletas

Las galletas son elaboraciones normalmente dulces, elaboradas a partir de harina, azúcar y, en ocasiones, huevo, grasas y confituras diversas, de formato pequeño y modeladas con formas características, cocidas en el horno. Al igual que en el caso de los flanes, el huevo en esta elaboración tiene la misión de amalgamar. En nuestro caso será sustituido por otros productos de procedencia vegetal, como pueden ser los mucílagos y las pectinas vegetales, como por ejemplo los obtenidos de las semillas de lino en agua (ya explicado en elaboraciones anteriores).

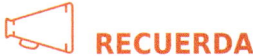 **RECUERDA**

La proporción ideal de semillas de lino y agua para obtener la viscosidad apropiada es de 1/3, es decir, una parte de semillas de lino por cada tres partes de agua.

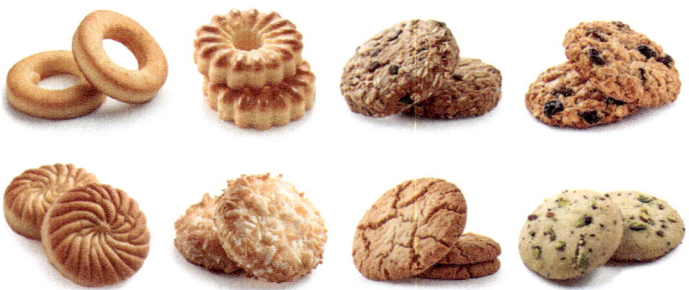

Los ingredientes y las formas dadas al producto determinarán su nombre.

A continuación, se muestra la elaboración de algunos tipos de galleta a base de ingredientes vegetales.

 **RECETA**

Galletas con pepitas de chocolate
- **Ingredientes:** 600 g harina de trigo, 20 g levadura, 3 g sal, 250 g pepitas de chocolate negro, 150 g nueces, 200 g azúcar moreno, 175 ml bebida de

Continúa en página siguiente >>

<< Viene de página anterior

soja, 25 ml pasta de semilla de lino y agua, 100 ml aceite de oliva y esencia de vainilla.

- **Elaboración:**

  - Mezcla en un bol todos los ingredientes secos, a excepción de las pepitas de chocolate. Ten presente trocear previamente las nueces (puedes además tostarlas para potenciar su aroma).
  - Sobre la mezcla obtenida, ir añadiendo el resto de los ingredientes líquidos. Amasar hasta obtener una pasta firme. Añadir las pepitas de chocolate.
  - Con ayuda de una cuchara, hacer pequeñas bolas y ponerlas sobre una bandeja de horno.
  - Cocer en horno precalentado a 180 ºC durante unos 10 min aproximadamente.
  - Mientras que las galletas tengan una temperatura elevada, estarán un poco tiernas, pero se volverán crujientes una vez pierdan temperatura.

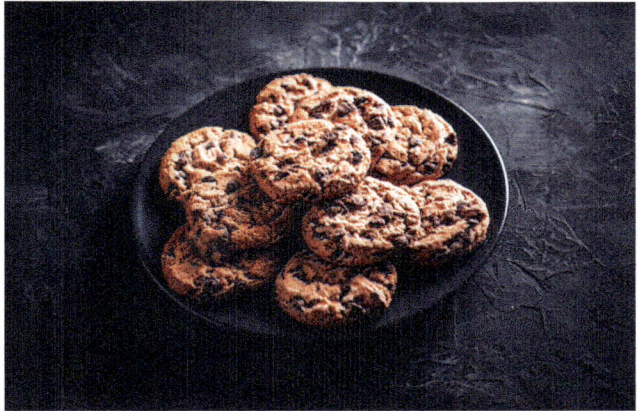

 **RECETA**

Galletas de avellana y naranja

- **Ingredientes:** 460 g harina de trigo integral, 160 g avellana molida, 20 g zumo naranja, 120 g aceite de oliva, 400 g azúcar moreno, 15 g levadura, ralladura de piel de naranja y 15 g pasta de semilla de lino y agua.

Continúa en página siguiente >>

<< Viene de página anterior

- **Elaboración:**

  - Con todos los ingredientes se realizará una masa homogénea, semidura, que permita su fácil manejo. Hacer pequeñas bolas y aplastarlas.
  - Poner cada una de las bolas en una bandeja de horno, previamente engrasada.
  - Cocer al horno a 180 ºC, teniendo presente que el horno debe estar precalentado antes de introducir las galletas. Cocinar durante 12-15 min.
  - Tener presente que la textura crujiente de la galleta se adquirirá una vez que reposen y se enfríen. Conservar envasadas y a temperatura ambiente.

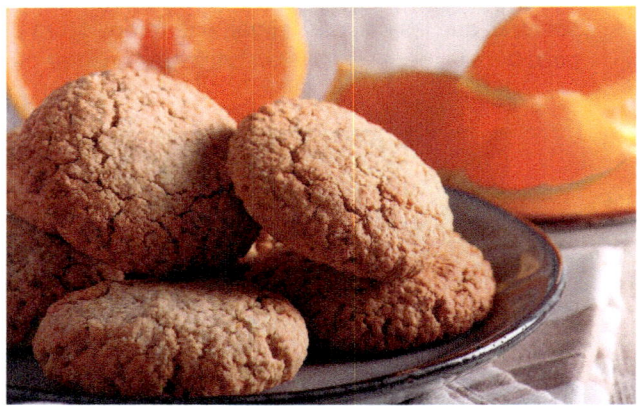

9.4. Bombones

Los bombones son pequeñas piezas dulces, elaboradas a partir de chocolate. Pueden incluir en su interior licores o cremas, así como cualquier otro relleno (frutos secos, frutas, etc.). El formato de este producto suele ser pequeño y presenta infinidad de formatos. Suele permitir su consumo de un solo bocado, acompañando al café o servidos al finalizar el postre, junto con otros productos denominados *mignardises*.

DEFINICIÓN

Mignardises
Pieza pequeña dulce que suele servirse después del almuerzo o la cena acompañando al café o la infusión.

- -

La complejidad asociada a la elaboración de bombones reside en el atemperado del chocolate, así como en la destreza frente al proceso de sellado, en los casos en los que el bombón presente relleno. No obstante, se entiende que son destrezas y técnicas que ya son dominadas por el lector o lectora.

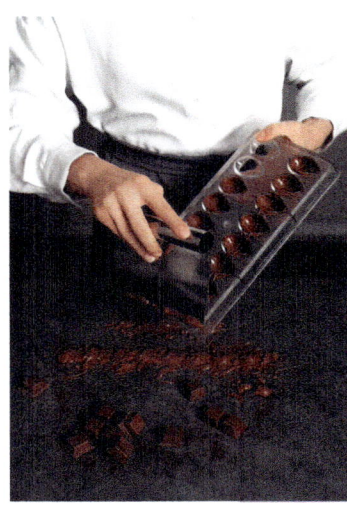

Proceso elaboración para bombones rellenos

A continuación, se muestran algunos ejemplos de estos productos.

 RECETA

Trufas de chocolate
- **Ingredientes:** 490 g chocolate negro de cobertura, 300 ml nata vegetal, 90 ml sirope de agave y cacao puro en polvo.

Continúa en página siguiente >>

<< Viene de página anterior

- **Elaboración:**

  · En un cazo, poner la nata vegetal junto con el sirope de agave. Llevar a ebullición y retirar del fuego.
  · Incluir el chocolate previamente troceado y mover hasta obtener un producto homogéneo.
  · Poner en un recipiente adecuado y dejar en refrigeración hasta que quede una masa compacta y manejable.
  · Con ayuda de una cuchara o directamente con las manos, hacer pequeñas bolas e introducirlas directamente en el cacao en polvo.
  · Cubrir y dejar reposar en refrigeración hasta el momento de consumirlas.

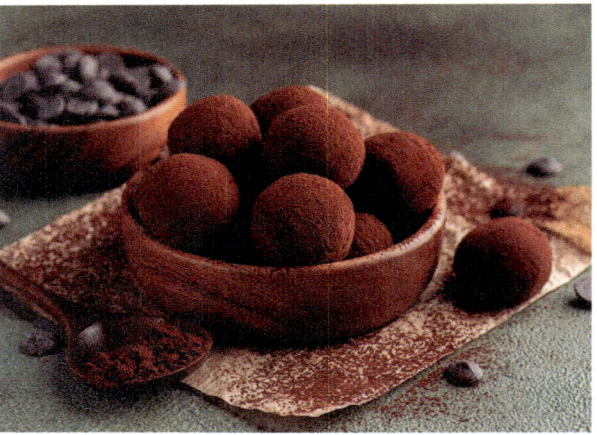

 **RECETA**

Bombón relleno de praliné y *toffee* de soja
- **Ingredientes:** 490 g chocolate negro de cobertura, 150 g almendra frita, 150 g azúcar glas, 200 ml nata vegetal de soja, 200 g azúcar, 30 g margarina vegetal y almendra tostada en trozos.
- **Elaboración:**

  · Atemperar el chocolate y forrar los moldes de bombón.
  · Incluir trozos de almendra tostada en el fondo.

Continúa en página siguiente >>

<< Viene de página anterior

- Pasar la almendra junto con el azúcar glas por una trituradora, hasta conseguir una masa o pasta de almendra. Reservar.
- Hacer un caramelo con los 200 g de azúcar. Retirar del fuego y añadir la nata junto con la margarina vegetal. Mover hasta obtener una masa homogénea. Retirar y dejar enfriar.
- Sobre el molde de bombones cubierto por el chocolate, untar un poco de pasta de praliné y dulce de soja formando capas. Enfriar y cubrir con el chocolate, previamente atemperado. Dejar nuevamente enfriar y desmoldar.

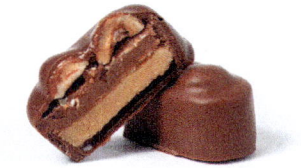

 TAREA 5

La carta de Veggie's restaurant ofrece como postre algunas elaboraciones como el flan o el *pudding*, recetas que incluyen entre sus ingredientes productos como el huevo o la leche. ¿Qué ingredientes son utilizados para sustituir a estos ingredientes, para que así sea posible denominarlo como producto vegano? ¿La técnica de elaboración sufre alguna modificación? Justifica tu respuesta.

9.5. Otros postres

Además de los postres ya presentados, se pueden citar otros, como los denominados postres fritos y de sartén. Estos se elaboran a partir de una masa, más o menos espesa, normalmente muy especiada. Atiende a recetas tradicionales y la simplicidad de ingredientes hace que por sí solos formen parte de la posible gama de productos asociados a la alimentación vegana o vegetariana.

El proceso de cocción en estos casos es fundamental. Según esto tenemos:

● **Postres fritos.** Se trata de elaboraciones en las que la fritura es la técnica utilizada para su cocción. La grasa utilizada, a su vez, permite la aromatización del producto, además de aportarle color dorado y brillo en su exterior, quedando cocinado en su interior.
El aceite de oliva virgen extra debe ser la grasa utilizada por excelencia para llevar a cabo esta técnica, con temperaturas en torno a los 180 °C.

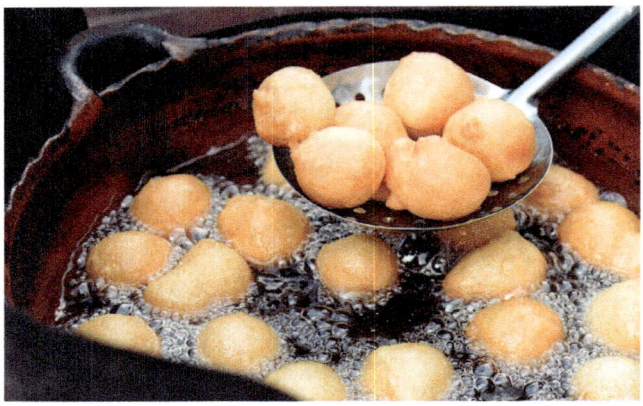

Los buñuelos son un ejemplo de este tipo de postre.

El aceite de fritura suele ser aromatizado con piel de limón y/o naranja, previo al proceso de fritura.
● **Postres de sartén.** Se trata de elaboraciones obtenidas a partir de masas más o menos líquidas, cocinadas directamente sobre la superficie de la sartén o la plancha. Esta técnica requiere del uso mínimo de grasa. Se incorporará una fina capa sobre su superficie y se volteará para facilitar el cocinado por ambos lados.

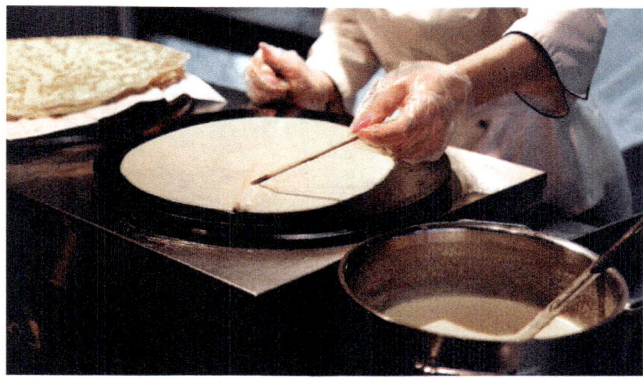

Las crêpes y las tortitas americanas son un ejemplo de este tipo de postres.

Como ejemplo de esta gama de postres, a continuación se presentan algunos ejemplos y se indican sus ingredientes y métodos de elaboración.

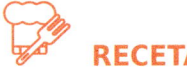

RECETA

Obleas de *crêpes*

- **Ingredientes:** 450 ml bebida de soja, 50 g azúcar moreno, 240 g harina de trigo integral, 20 ml aceite de oliva virgen extra, 10 g levadura química y esencia de vainilla.
- **Elaboración:**

  · Incluir cada uno de los ingredientes en un vaso mezclador. Batir hasta obtener una masa líquida, homogénea y sin grumos.
  · En una sartén o plancha, untar con un poco de aceite. Nos podemos ayudar de un papel o paño para ungir dicha superficie.
  · Poner a fuego y verter con ayuda de un cazo una pequeña lámina.
  · Cocinar por ambos lados. Retirar y reservar.

Continúa en página siguiente >>

<< Viene de página anterior

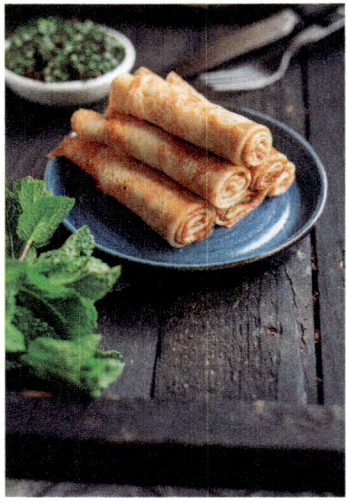

Una vez obtenida la oblea de *crêpes,* puede ser complementada con multitud de ingredientes como mermeladas, frutas, siropes, cremas, etc.

RECETA

Tortitas americanas

- **Ingredientes:** 300 ml bebida de soja, 180 g harina de arroz, 150 g harina de avena, 15 g levadura química, 2 g sal fina y esencia de vainilla.
- **Elaboración:**

  - Incluir cada uno de los ingredientes en un vaso mezclador. Batir hasta obtener una masa semilíquida, homogénea y sin grumos.
  - En una sartén o plancha, untar con un poco de aceite (nos podemos ayudar de un papel o paño para ungir dicha superficie).
  - Poner a fuego y verter con ayuda de un cazo parte de la masa en forma de medallón.
  - Cocinar por ambos lados. Retirar y reservar.

Continúa en página siguiente >>

<< Viene de página anterior

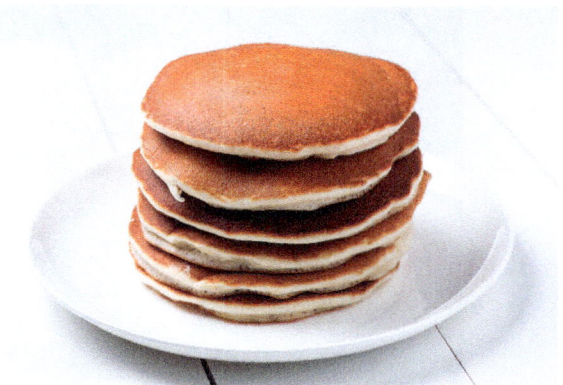

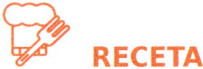 **RECETA**

Buñuelos de viento

- **Ingredientes:** 240 g harina de trigo, 120 g plátano maduro, 40 g azúcar, 15 g levadura fresca (de panadero), 80 g aceite de oliva, 5 g canela en polvo, 2 g esencia de vainilla, ralladura de limón y naranja y 8 g anís en grano.
- **Elaboración:**

  · Hacer un puré con el plátano.
  · Moler el anís en grano.
  · Unir en un bol la harina, la canela, el anís y el azúcar.
  · Añadir el plátano, la vainilla y la ralladura de limón y la naranja.
  · Amasar, añadiendo a su vez la levadura fresca y el aceite de oliva.
  · Dejar fermentar hasta que doble el tamaño.
  · Formar pequeñas bolas y freír en abundante aceite de oliva virgen extra, hasta obtener un bonito color dorado.
  · Tras el proceso de fritura, pasar por azúcar glas o espolvorearla.

Continúa en página siguiente >>

<< Viene de página anterior

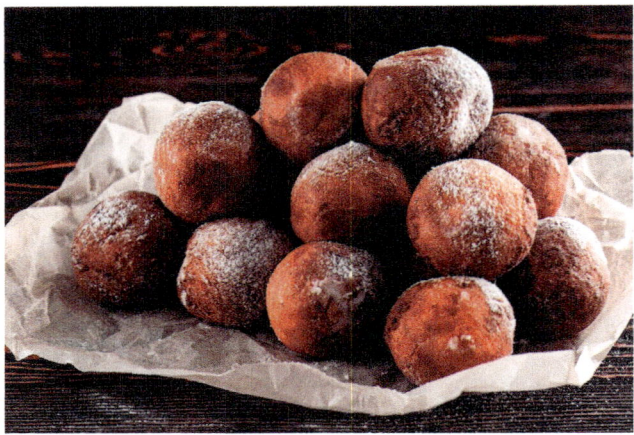

 **NOTA**

Una receta básica de postre o elaboración de sartén son los churros, que tienen como ingredientes básicos harina de trigo, agua, en partes iguales y sal. Pueden incluir levadura o no, dependiendo de las necesidades y los tiempos de fermentación. Se trata de una masa escaldada y frita.

---

10. Resumen

Para conocer las bases de la alimentación vegetariana es necesario saber cuáles son los ingredientes y los métodos de elaboración asociados a su desarrollo.

La gran diversidad de hortalizas, verduras y legumbres, así como la variedad de técnicas de elaboración que se pueden aplicar permiten el desarrollo de menús y otras ofertas gastronómicas completas que cubren un alto porcentaje de las necesidades nutricionales del consumidor.

Usando como base las hortalizas, las verduras y las legumbres, es posible obtener todo tipo de elaboraciones:

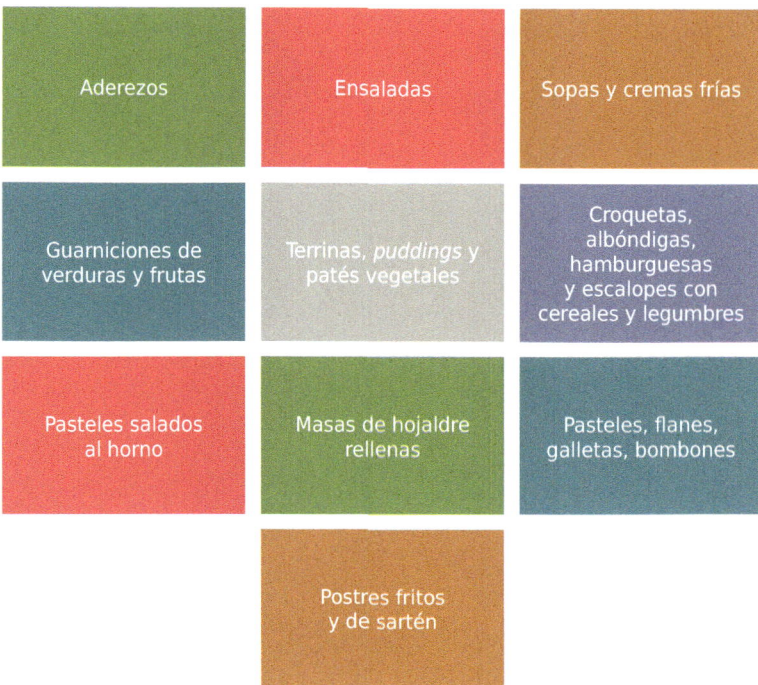

Cada una de estas elaboraciones requiere de una formulación y elaboración propias, teniendo presente que algunos ingredientes comunes como la leche o el huevo deben ser sustituidos. Así, de forma específica, se puede indicar como ejemplo que el huevo puede ser sustituido por elementos como el agar-agar, en aquellos casos en que se requiera una coagulación del producto final; o por preparados a base de chía o lino, como producto sustitutivo del huevo en la ejecución de empanados o rebozados. La leche será fácilmente sustituible por bebidas vegetales, al igual que la nata.

Finalmente, hay que destacar productos como la soja y sus variantes, que se desarrollan para sustituir visual y nutricionalmente a productos como la carne; o el uso de las algas, que da lugar a preparaciones con base vegetal que recuerdan al consumo de pescados y mariscos.

Ejercicios de autoevaluación
Unidad de Aprendizaje 4

1. Las clasificadas como ensaladas simples...

   a. ... no incluyen aderezos.
   b. ... podrán incluir un único ingrediente, cocinado o no, siempre frío y solo acompañado de aderezo.
   c. ... incluirán en todo caso vegetales de hoja verde.
   d. ... solo serán servidas como elemento de guarnición.

2. Tradicionalmente, la sopa denominada "ajo blanco" tiene entre sus ingredientes:

   a. Tomate *cherry*
   b. Almendra cruda
   c. Pimentón dulce
   d. Remolacha

3. Identifica cuál o cuáles son los ingredientes utilizados en la elaboración del tahini:

   a. Semillas de sésamo
   b. Aceite de oliva virgen extra
   c. Semillas de mijo
   d. Tapioca

4. La crema *vichyssoise* se elabora con:

   a. Puerro y patata, entre otros ingredientes
   b. Tomate seco y pimiento lamuyo asado
   c. Principalmente con apio y caldo de verduras
   d. Guisantes, almendras y caldo de verduras

5. ¿Cuál de las siguientes es una variedad de alga?

   a. Wakame
   b. Kombu
   c. Espagueti de mar
   d. Todas las opciones son correctas.

6. **¿Qué tipo de arroz será el más adecuado para la elaboración de los *risottos*?**

   a. Arroz salvaje
   b. Arroz de grano largo
   c. Arroz vaporizado
   d. Arroz de grano redondo

7. **La denominada elaboración *Baba Ghanush* es una pasta untable elaborada a partir de:**

   a. Aceitunas negras
   b. Pimientos rojos y nueces
   c. Berenjenas
   d. Aguacates

8. **Indica cuál es la proporción correcta de agua y semillas de chía o lino para sustituir al huevo utilizado en el proceso de empanado o rebozado.**

   a. Tres partes de agua y dos partes de semillas
   b. Misma cantidad de semilla y agua
   c. Dos partes de agua y una de semillas
   d. Tres partes de agua y una parte de semillas

9. **La temperatura habitual del aceite para elaborar frituras es:**

   a. Inferior a 75 °C
   b. Entre 80 y 120 °C
   c. Entre 125 y 150 °C
   d. Entre 180 y 190 °C

10. **Los ingredientes utilizados para la base del quiche son:**

    a. La margarina vegetal
    b. La harina equilibrada
    c. El agua y la sal
    d. Todas las opciones son correctas.

Glosario

Acrilamida
Sustancia química desarrollada de forma natural en alimentos que contienen almidón durante procesos de cocinado cotidianos a altas temperaturas. Se forma principalmente gracias a los azúcares y aminoácidos que están presentes de forma natural en muchos alimentos.

Alboronía
Guisado de diferentes hortalizas picadas y revueltas.

Algarroba
Semilla obtenida de la planta herbácea del mismo nombre, de la familia de las leguminosas.

Altramuz
Fruto de grano menudo y achatado, en vaina.

Astringente
Que en contacto con la lengua produce una sensación de sequedad intensa y amargor.

Autoclave
Maquinaria que permite esterilizar objetos y sustancias mediante la aplicación de vapor, temperatura o radiación.

Brunoisse
Corte aplicado a alimentos, dando lugar a pequeños dados de unos dos milímetros de lado.

Bulgur
Alimento elaborado a partir de trigo previamente cocido y secado.

Calibre
Tamaño dado a los objetos, alimentos

Carpaccio
Tradicionalmente asociado al corte muy fino de carne cruda. En la actualidad se aplica a la descripción de dicho corte a cualquier tipo de producto. Está representado por láminas muy finas.

Chiffonade
Corte tradicional aplicado a hierbas o vegetales de hoja con el que se obtienen tiras finas.

Cocina kosher
Práctica culinaria en la que se respeta cada uno de los preceptos de la religión judía.

Confitar
Cocinar en grasa a baja temperatura o cocer una fruta en almíbar.

Cotiledón
Primera hora del embrión de las plantas.

Dashi
Caldo básico en la cocina japonesa, con el que se preparan infinidad de sopas.

Desglasar
Disolver con ayuda de un líquido los jugos contenidos en un recipiente que ha servido para dorar un alimento, saltearlo o asarlo, a fin de obtener un jugo o una salsa.

Entomatologico
Asociado a los insectos y artrópodos; que puede causar enfermedades.

Escaldado
Técnica culinaria por la que el alimento se sumerge en agua en ebullición durante un periodo de tiempo muy breve.

Escarchar
Cocer un producto en azúcar y propiciar su posterior cristalizado externo.

Fertilizante
Producto dispuesto sobre la tierra para hacerla fértil o más fértil.

Fitosanitario
Producto destinado a la prevención y curación de las enfermedades de las plantas.

Garrapiñar
Acaramelar la superficie de un alimento.

Genuino
Auténtico, verdadero, puro, propio o característico.

Guiso
Preparación culinaria que consiste en someter al alimento a la acción del calor.

Kale
Col rizada, de color verde intenso y hojas carnosas.

Kéfir
Leche fermentada artificialmente y que contiene ácido láctico, alcohol y ácido carbónico.

Kumquat
Tipo de cítrico de pequeño tamaño y color naranja.

Lignano
Grupo de sustancias encontradas en las plantas. Han mostrado tener efectos estrogénicos y contra el cáncer.

Mejorama
Hierba aromática utilizada como condimento con sabor y aroma parecido al orégano.

Mignardises
Pieza pequeña dulce que suele servirse después del almuerzo o la cena acompañando al café o infusión.

Mortero
Utensilio con forma de bol que sirve para machacar productos como semillas, especias...

Mucílago
Sustancia viscosa, más o menos transparente, presente en algunos vegetales.

Napar
Cubrir un alimento o preparación culinaria con una salsa o crema.

Oligoelementos
Elemento químico que, en muy pequeñas cantidades, es indispensable para mantener funciones fisiológicas.

Ósmosis
Proceso por el que un producto adquiere parte de una disolución separada por una membrana semipermeable, adquiriendo las características del líquido.

Panko
Producto obtenido del pan, tras ser sometido a rallado obteniendo pequeñas escamas, facilitando su uso unos empanados más crujientes.

Panna cotta
Postre tradicional de textura gelificada, elaborado con ingredientes como la nata, el azúcar y la gelatina.

Pectina
Producto gelificante de origen natural, obtenido de frutas y vegetales.

Pepónides
Fruto carnoso unido al cáliz, como por ejemplo la calabaza, el pepino o el melón.

Pescitariano
Permite el consumo de pescados.

Picatoste
Dado pequeño de pan tostada con manteca o frita.

Prebiótico
Microorganismo que favorece la proliferación o la actividad de bacterias intestinales beneficiosas.

Pseudocereal
Semilla utilizada como cereal.

Quenefa
Preparación realizada a partir de un picado que se compacta en forma de huevo o croqueta.

Romanesco
Variedad de coliflor de color verde pálido, caracterizada por presentar pellas en forma cónica.

Salsifi

También denominada escorzonera, se trata de una plata de tallo erguido, ramoso y terminado en pedúnculos desnudos, hojas abrazadoras, onduladas

Samosa

Empandilla de forma triangular, frita u horneada, con relleno normalmente salado.

Seitán

Preparado alimenticio a base de gluten de trigo.

Sofrito

Condimento añadido a un guiso, compuesto por diversos ingredientes fritos en aceite, especialmente a base de cebolla y ajo.

Sotel

Sartén de bordes bajos, superficie ancha y de mango largo.

Suflar

Inflar, adquirir volumen por acción del calor.

Tapioca

Fécula blanca y granulada que se extrae de la raíz de la mandioca.

Tempeh

Preparación obtenida a través de la fermentación controlada de la soja, presentada en forma de pastel y caracterizado por su contenido en proteínas.

Tempura

Preparado a base de harina y agua, utilizada para rebozados muy ligeros.

Terrina

Molde rectangular y forma ligeramente triangular en sus paredes, con o sin tapa.

Toffee

Preparación a base de caramelo y producto graso.

Tofu

Cuajada elaborada a partir de leche de soja.

Turgencia

Cualidad positiva en verduras y hortalizas. Se asocia a una mayor frescura y correcta madurez.

Ultraprocesado

Alimento que se obtiene de alimentos previamente procesados. No incluye ingredientes frescos o que no pueden identificarse en su presentación final.

Umami

Sabroso, reconocido como sabor básico junto a otros como el dulce, el ácido, el salado o el amargo.

Veggie

Término de origen inglés utilizado para identificar el seguimiento de una alimentación basada en productos vegetales.

Wok

Utensilio de origen asiático y forma esférica. Técnica de cocción relacionada con el uso del wok, consistente en el salteado rápido de los ingredientes en el dispuesto.

Bibliografía

Monografías

→ CAMARERO Tabera, J.: *Manual didáctico de cocina (Tomos I y II)*. Antequera: IC Editorial, 2019.

Este contenido facilita información sobre las operaciones preliminares que aplicar en verduras, pescados, mariscos, carnes, etc. Profundiza sobre elaboraciones a base de huevos, legumbres secas, patatas, pastas, arroces, carnes, así como describe productos como el queso, los despojos...

→ CARO Sánchez-Lafuente, A.: *Salud, nutrición y dietética. SANP034PO*. Antequera: IC Editorial, 2019.

Especialidad formativa en la que se describen los principios de una correcta nutrición. Se presentan los grupos de alimentos y se da a conocer su clasificación y composición. Facilita información sobre la dieta mediterránea, así como expone los mitos y errores más comunes en torno a la alimentación. Finalmente desarrolla dietas asociadas a las diferentes etapas de la vida y dietas terapéuticas.

→ CARO Sánchez-Lafuente, A.: *Planificación de menús y dietas especiales. HOTR055PO*. Antequera: IC Editorial, 2024.

Especialidad formativa en la que se describen los conceptos básicos de dietética y nutrición, se dan a conocer los fundamentos de una alimentación saludable, se describen los tipos de dietas y menús, así como los principios para una correcta planificación de dietas para adultos, dietas alternativas y menús para colectivos específicos.

→ RUIZ Muñoz, A.: *Cocina creativa y de autor*. Antequera: IC Editorial, 2017.

Contenido en el que se presenta desde la terminología propia del ámbito culinario, como las elaboraciones más significativas de la cocina creativa y de autor, incluyendo la descripción de técnicas de creatividad, texturas, fases del proceso creativo, etc.

Textos electrónicos, bases de datos y programas informáticos

→ Agencia Española de Seguridad Alimentaria y Nutrición (AESAN) de: <https://www.aesan.gob.es/AECOSAN/web/home/aecosan_inicio.htm>.

> Página del Ministerio de Consumo en la que se facilita información para promover la seguridad alimentaria y la nutrición saludable.

→ Asociación Americana de Dietética (ADA), de: <https://www.eatright.org/>.

> Página de la Asociación Americana de Dietética en la que se presentan las bases de la alimentación vegetariana, así como información sobre nutrición y salud, planificación y preparación de comidas, etc.

→ Fundación Dieta Mediterránea, de: <https://dietamediterranea.com/>.

> Página de la Fundación Dieta Mediterránea en la que se presenta un amplio abanico de recetas de este tipo de dieta, facilita los fundamentos de su composición, así como analiza algunos de los ingredientes protagonistas, como puede ser el aceite de oliva, el pan, etc.

→ Ministerio de Agricultura, Pesca y Alimentación, de: <https://www.mapa.gob.es/es/>.

> Página del Ministerio de Agricultura, Pesca y Alimentación en la que se puede observar de forma detallada la descripción de los alimentos. Se dan a conocer los tipos, clase, variedad, y sus características organolépticas y nutricionales. También se dan recomendaciones de consumo.

→ The Vegetarian Society of the United Kingdom, de: <https://vegsoc.org/>.

> Página de la Asociación Británica Vegetariana en la que se presentan los fundamentos de la alimentación vegetariana y vegana. Desarrollan los principios del seguimiento de esta alimentación, así como recetas, proyectos, etc.

Legislación y normativa

→ Reglamento (CE) n.º 852/2004 del Parlamento Europeo y del Consejo, de 29 de abril de 2004, relativo a la higiene de los productos alimenticios.